HYGIÈNE

NOUVEAUX PRÉCEPTES

POUR

DIMINUER L'EMBONPOINT

SANS ALTÉRER LA SANTÉ

(AVEC FIGURES)

PAR F. DANCEL

DOCTEUR EN MÉDECINE,

MEMBRE DE PLUSIEURS SOCIÉTÉS SAVANTES.

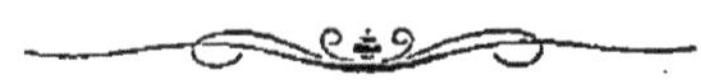

PARIS

ADRIEN DELAHAYE, LIBRAIRE-ÉDITEUR

PLACE DE L'ÉCOLE-DE-MÉDECINE.

1867

PRÉFACE

Lorsque j'eus fait paraître mon *Traité théorique et pratique de l'obésité, avec plusieurs observations de guérison de maladies occasionnées ou entretenues par cet état anormal,* l'on me fit remarquer, et je le reconnus, que j'avais entrepris un ouvrage pour ainsi dire double, qui aurait demandé plus de développements que ceux que j'avais donnés. Mon traité sur l'obésité méritait à lui seul une étude spéciale et avec plus de développements. C'est pour satisfaire à cette dernière indication, que je publie aujourd'hui ces *Nouveaux préceptes pour diminuer l'embonpoint sans altérer la santé.*

J'ai rapporté un grand nombre de considérations physiologiques et d'expériences, qui tendent à démontrer le mode de forma-

tion de la graisse dans les animaux. Il fallait
bien avoir ces connaissances sur la manière
dont le tissu graisseux se forme, comme il
était nécessaire de connaître ce qui favorise
cette formation, pour arriver à donner des
préceptes propres à empêcher son développement. Nous avons établi ces règles avec
tout le soin, toute la précision, toute la certitude que l'on peut espérer quand il s'agit
de chimie organique. Car le corps humain
n'est pas comme l'appareil du chimiste, qui
ne donne que les produits des éléments que
le savant y a déposés, et cela toujours avec
les proportions qui étaient dans les matières
premières. La puissance de l'organisme dans
les animaux peut modifier ces proportions,
mais c'est toujours exceptionnellement.

De sorte qu'en se basant sur les lois de
la chimie, l'on peut, sans crainte de se tromper, expliquer les différentes fonctions de la

vie organique, telles que la nutrition des organes, des tissus, et par conséquent du tissu adipeux.

C'est ce que nous avons fait pour établir notre système sur lequel est fondé l'art de diminuer l'embonpoint.

Avant nos premiers travaux sur ce sujet, et qui datent de l'année 1851 (1), la science était à peu près muette sur l'art de diminuer l'embonpoint. Il n'existait pas d'ouvrage monographique qui en traitât ; l'article *Obé-sité* n'avait pas été oublié dans les diction-naires de médecine, mais quelques lignes seulement y sont consacrées pour définir d'une manière tout à fait incomplète cet état anormal, et pour donner quelques con-seils à la suite desquels les auteurs finissent par avouer que l'obésité est pour eux une

(1) Mémoire à l'Académie des Sciences, le 21 décembre 1851.

affection incurable. J'ai fait une chose nouvelle dans la science, en établissant sur
l'alimentation avec les lois de la chimie organique, un système tendant à diminuer
l'embonpoint. Depuis bientôt vingt ans ce
système est connu : un grand nombre de
personnes ont pu le mettre à profit. C'est
en présence de mes succès que beaucoup
de médecins, tant en France qu'à l'étranger,
ont publié sur le même sujet, des brochures
et même des livres dont toute la substance
est prise dans mes écrits. Mais, en définitive, il en résulte un grand bien pour
l'humanité, puisque mes travaux sont
ainsi propagés ; et, je le répète, avant ces
travaux l'obésité était déclarée incurable.

Les médecins qui auront pour la première
fois connaissance de mon système, en voyant
le livre que je publie, désireront peut-être
que j'eusse rapporté ici les diverses appré-

ciations qui en ont été faites par la presse médicale. Je dois l'avouer, ces appréciations ne m'auraient été que favorables, mais j'ai cru ne pas faire une chose qui, tout en venant appuyer ma méthode, aurait pu, aux yeux de beaucoup de monde, lui donner une apparence de faiblesse. Du reste, si l'on était très-désireux de savoir comment les journaux de médecine l'ont appréciée, l'on devrait voir le *Journal de médecine et de chirurgie pratiques*, art. 5,081, année 1855, et 6,645, année 1864; *l'Abeille médicale*, 7 mars 1864; *la France médicale*, 27 février 1864; *Journal des connaissances médicales*, 20 mars 1864; *Gazette des hôpitaux*, 7 juillet 1864; *Revue de thérapeutique*, 1ᵉʳ septembre 1864; *Bulletin de thérapeutique*, page 481, année 1864.

NOUVEAUX PRÉCEPTES

POUR

DIMINUER L'EMBONPOINT

SANS ALTÉRER LA SANTÉ

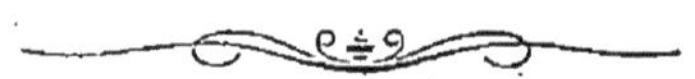

CHAPITRE PREMIER.

DU TISSU ADIPEUX. — DE L'OBÉSITÉ.

Longtemps la manière dont la graisse
se forme dans le corps humain a été un
véritable mystère que les naturalistes et les
physiologistes ont cherché à expliquer
différemment. Ainsi *Ev. Home* a soutenu
que cette substance était le produit direct
de la digestion, et qu'on la trouvait toute
formée dans les intestins. Riegel voulait que
celle qui entoure les reins soit sécrétée par
les capsules surrénales. Des physiologistes
ont soutenu qu'il existait des glandes graisseuses ou sécrétant la graisse. Haller pré-
tendait que cette humeur était toute for-

mée dans le sang, d'où elle transsudait à
travers les pores des artères. Mais, bien que
M. Chevreul ait signalé dans le sang une
matière grasse, la théorie de Haller n'est
point admise. Il en est de même de celle qui
a régné longtemps, et qui voulait que la
graisse fût sécrétée par le tissu cellulaire.

Aujourd'hui la production de cette humeur est rapportée à un organe particulier, appelé *tissu adipeux*. Ce tissu, entrevu
par Malpighi et constaté par *W. Hunter*,
consiste en un assemblage de vésicules très-
petites, formant des masses petites ou volu-
mineuses, réunies entre elles par du tissu
cellulaire et servant de réservoir à la graisse.
Ce tissu adipeux varie dans les diverses ré-
gions du corps ; où il n'existe pas, il n'y a
pas de graisse. Sous la peau il forme une
couche qui y est généralement répandue ;
ailleurs il prend différentes formes, rondes
ou aplaties, etc.

Le tissu adipeux vu au microscope n'est
point aréolaire comme le tissu cellulaire,
mais il est composé d'une infinité de petites

vésicules membraneuses, attachées à des cloisons qui les séparent. Chaque vésicule est supportée par un pédicule, comme le sont les grains de raisin. Ces vésicules ont des parois d'une finesse extrême. Elles sont séparées les unes des autres par du tissu cellulaire très-fin ; on a constaté que des veines, des artères et des exhalants font leurs éléments constituants. La présence des nerfs n'y a point été démontrée.

Ce tissu adipeux sécrète par voie d'exhalation une matière fluide dont les éléments sont, dans l'homme, composés de la manière suivante, d'après M. Chevreul :

Carbone...................... 79,000
Hydrogène.................... 11,416
Oxygène...................... 5,588 (¹).

Cette sécrétion se coagule chez l'homme

(1) Également d'après M. Chevreul, la graisse du mouton et celle du porc ont les éléments suivants :

	Mouton.	Porc.
Carbone......	78,996	79,098
Hydrogène....	11,700	11,146
Oxygène.....	9,303	3,756

Les éléments de la graisse humaine se rencontrent dans l'huile d'olive et dans les graines des plantes oléagineuses.

et chez presque tous les animaux, à la sortie
des vaisseaux qui l'exhalent. Elle est ino-
dore, jaune chez l'homme et chez la plupart
des animaux. Elle est d'une saveur douce,
fade, et moins pesante que l'eau. Elle est
constituée par de la glycérine unie à des
acides gras, acide oléique, margarique,
stéarique, etc.

Le tissu adipeux et par conséquent la
graisse ne se rencontrent pas sous les mem-
branes muqueuses, sous la peau du crâne,
du nez, du menton, aux paupières, dans
le parenchyme des viscères, etc.

La graisse se trouve en abondance
dans le tissu cellulaire sous-cutané, principalement au ventre. Elle s'amasse
d'une manière notable dans le dupli-
cata de l'épiploon, dans le médiastin, à
la base du cœur, aux environs des reins,
au pubis.

Dès la quatorzième semaine après la conception, l'on peut reconnaître sur le fœtus
le pannicule adipeux de la plante des pieds;
mais ce n'est environ que vers le quatrième

mois de la vie intra-utérine que la graisse acquiert toutes ses qualités physiologiques; avant cet âge elle ressemble à une gélatine fluide qui, peu à peu, prend la consistance qu'elle doit avoir.

Elle s'accumule quelquefois d'une manière démesurée dans différentes parties du corps, dans les seins des femmes habitant les climats chauds, et principalement chez les négresses, dont les mamelles sont pendantes et ont l'aspect de sacs allongés, dont la grosse extrémité est en bas. Cette disposition provient de ce que la graisse contenue dans ces mamelles a la fluidité de celle des cétacés, et de certains poissons; c'est plutôt une huile épaisse qui tombe au fond du sac. C'est ce même fluide graisseux qui, chez quelques femmes de notre race blanche, constitue leurs énormes seins, *remarquables* par leur grande mollesse et leur grande flaccidité.

Chez les Houzouanasses, tribu hottentote, les femmes présentent une monstruosité, pour nous, qui consiste en un énorme amas de graisse qu'elles ont au bas des reins et jusque sur les muscles fessiers. Une de ces femmes est morte à Paris en 1816. Son modèle est au cabinet du Muséum d'histoire naturelle. On constata, à l'autopsie qui en fut faite, que cet énorme coussin naturel qu'elle portait ainsi était formé de graisse presque liquide, tremblotante comme de la gelée. Ce même fluide graisseux remplissait ses énormes mamelles.

J'ai été consulté, pour diminuer leur trop grand embonpoint, par plusieurs dames qui prenaient facilement un point d'appui avec leurs coudes sur leurs hanches devenues le siége d'un développement de graisse assez considérable pour cela.

Le pubis, avons-nous dit, est naturellement garni d'une forte couche de tissu adipeux. Ce tissu se développe là souvent beaucoup trop chez les personnes grasses. J'ai vu plusieurs hommes et plusieurs femmes, chez qui une masse graisseuse prenant naissance ainsi au pubis, tombait en recouvrant les organes de la génération, jusque sur les cuisses. Un sillon profond existait entre cette masse et le ventre.

Cette grande accumulation de la graisse sur un point du corps se rencontre d'une manière normale sur plusieurs animaux, tels sont le dromadaire, le zebus, etc. La bosse que le chameau porte sur le dos est un véritable stéatome naturel dû à une sécrétion extraordinaire du tissu adipeux, et non à l'excitation qui est occasionnée en ce lieu par le frottement des fardeaux portés par ces animaux, ainsi que le croyait Buffon. Les dromadaires, toujours chargés pendant leurs voyages, souffrent de fatigues, de privations; ils perdent alors peu à peu leur bosse, qui grossit de nouveau quand ils retrouvent encore une fois le repos et les choses nécessaires à leur conservation. Le zebus, qui est presque partout à l'état sauvage, *possède une énorme bosse graisseuse* sur les épaules.

Les moutons de Barbarie présentent cette singularité naturelle que leur queue devient le siége d'une si grande accumulation de tissu graisseux que l'on est, dit-on, fort souvent obligé d'adapter au derrière de ces animaux une espèce de petit chariot pour porter ce fardeau devenu trop pesant.

La graisse normalement répartie dans le corps de l'homme lubréfie les différents tissus ; elle empêche leur sécheresse et leur rigidité et favorise les différents mouvements que doivent exécuter les organes : elle modère la pression à la plante des pieds dans la station perpendiculaire, et au bas du corps dans la station assise. C'est au milieu de ce tissu adipeux que les nerfs viennent s'épanouir sous la peau où ils sont mollement enveloppés, et ainsi délicatement situés pour l'usage de cette fonction qu'on appelle le tact.

La graisse est mauvais conducteur du calorique. Partant de là, l'on a dit qu'elle sert à conserver la température de notre corps. Ce qui tendrait à faire ajouter foi à cette hypothèse, c'est que les habitants des pays où règne un froid extrême, comme au nord de l'Amérique, au Canada, etc., se couvrent la peau d'une couche de suif pour résister à la froidure au milieu de laquelle ils vivent.

Évidemment cette couche de suif ainsi répartie atténue les effets de la température extérieure. C'est d'après cet expédient, que je connaissais, que j'ai conseillé de graisser avec du suif le creux de l'estomac à des personnes dont le centre épigastrique était tellement impressionnable qu'elles ne pouvaient se livrer à l'exercice de la natation. En se mettant à l'eau, elles éprouvaient habituellement une pression insupportable, une véritable douleur à la région épigastrique qu'elles ne ressentaient plus quand elles avaient préalablement fait usage de mon remède.

Cependant ce serait une grosse erreur de croire que les personnes d'un fort embonpoint conservent plus facilement leur chaleur que celles qui sont maigres. Les femmes, qui habituellement sont plus grasses que les hommes, sont plus sensibles au froid que ceux-ci. L'enveloppe extérieure d'une personne très-grasse possède une quantité relativement petite de vitalité, et par conséquent de chaleur et de sensibilité. L'on peut couper de gros morceaux de graisse à même la couche extérieure de la baleine sans qu'elle en ait le sentiment. Des animaux vivent à même cette couche et se logent dedans. On a trouvé des souris qui s'étaient établies dans les trous qu'elles avaient faits sur le dos de cochons à l'engrais, et cela sans que ces animaux en aient donné signe de douleur.

La chaleur du corps des animaux est entretenue par la combustion de l'oxygène de l'air atmosphérique avec le carbone qu'il rencontre dans l'organisme, où il pénètre par les poumons dans l'acte de la respiration.

Plus l'homme respire souvent, plus il fait entrer d'oxygène dans son corps, plus alors il s'y développe de chaleur. C'est ce qui a lieu chez les personnes qui sont en mouvement, car les mouvements augmentent la quantité des respirations. Aussi voyons-nous des manœuvres très-maigres recouverts de vêtements légers, en coton ou en toile, supporter sans douleur un froid très-prononcé qui incommoderait les gens habituellement sédentaires. La source de notre chaleur venant de notre intérieur et de la manière que nous venons d'indiquer, nous ne pouvons, pour conserver notre température, compter que d'une manière tout à fait secondaire sur les épais vêtements comme sur une couche de suif, et de même sur une épaisse enveloppe de tissu adipeux sous-cutané.

On admet en physiologie que la graisse doit former, dans l'espèce humaine, la vingtième partie du poids du corps chez l'homme et la seizième chez la femme. Quand une personne en possède une proportion un peu plus grande, elle est simplement classée parmi les gens gras; mais si cette substance vient à se développer d'une manière excessive chez quelqu'un, elle constitue alors un état appelé *obésité*. Cette définition, pas plus que celle de *polysarcie adipeuse* (1),

(1) Sauvage.

n'entraîne point avec elle l'idée d'une maladie. Cependant l'obésité est accompagnée souvent de maladies, et toujours de malaises, d'accidents et d'infirmités qui empêchent les différentes fonctions de la vie de se faire d'une manière normale. Les obèses, même sans infirmités, ne peuvent que rarement se livrer à des occupations régulières ou remplir un service public qui demande quelque activité. Ils sont déclarés, en France, impropres au service militaire. L'embonpoint excessif mérite donc l'attention des médecins (1).

L'obésité est un état qu'il est presque fastidieux de décrire, puisqu'il est reconnaissable à la première vue. Cependant il y a des personnes avec une très-grosse corpulence qu'il ne faut pas prendre pour des obèses. Ce sont ces hommes à forte char-

---

(1) Percy, en terminant l'article *Obésité* du grand *Dictionnaire des sciences médicales*, exprime le regret que le point de physiologie pathologique qui nous occupe n'ait pas encore été traité d'une manière profitable à la science médicale.

pente, chez qui les muscles ont pris un développement également extraordinaire. Sans tenir compte de toutes les différences physiologiques que présentent entre elles la constitution obésique et la *polysarcie musculaire* (1), il suffit, pour éviter toute confusion, d'observer que chez l'obèse, la région hypogastrique est presque toujours plus développée, plus saillante que la région épigastrique. Le contraire a lieu chez l'homme à *pléthore musculaire*, qui, du reste, n'a point les oppresions de l'obèse, et peut marcher longtemps sans douleur et même sans fatigue (2).

Les obèses ont le teint coloré, quelquefois jusqu'au rouge couleur de vin. Les yeux participent au surcroît de travail qu'il y a

(1) Sauvage.

(2) Bosquillon, traducteur des *Éléments de médecine pratique* de Cullen, a dit avec justesse, dans une note, à l'article *Polysarcie adipeuse*, de Cullen, que cette dernière diffère de la corpulence charnue, ou athlétique, en ce que la première est accompagnée de la difficulté de se mouvoir et de respirer.

dans la circulation artérielle et veineuse de la tête.

Les hommes gros supportent difficilement d'avoir la tête couverte, à cause de la grande chaleur qu'ils y éprouvent et de l'abondante transpiration dont elle est le siége à la suite des plus petits mouvements. Il arrive même que quelques-uns ne peuvent, plus se coiffer sans avoir des éblouissements.

A la longue, le sang perd de sa fibrine, de sa richesse chez les obèses, qui deviennent alors pâles et même blafards.

La peau du bas des joues est très-extensible : la graisse s'y accumule et forme une masse plus ou moins grosse, qui arrive de chaque côté jusqu'à la poitrine. Une saillie de même nature se présente assez souvent sous le menton.

Le tronc prend un grand développement ; les seins parviennent à un volume très-gros chez les hommes et énorme chez les femmes. Les bras sont très-gros, et comme le tissu cellulaire qui entoure le poignet est dense et serré, la graisse ne peut s'y accumuler ;

alors la peau ne se distend point dans cette partie, qui présente un sillon profond, comme chez les jeunes enfants très-gras. Les mains participent en général plus tard à cet excès d'embonpoint.

Le ventre est d'une ampleur démesurée avec saillie vers le bord inférieur de l'ombilic, s'étendant jusque sur les cuisses de manière à couvrir les aines, à les priver du contact de l'air et y produire des ardeurs (érythèmes). De même que chez les femmes enceintes, on remarque sur le ventre des femmes obèses la ligne blanche très-dessinée avec une teinte nacrée ou noire, avec des éraillements que l'on retrouve sur les seins et même sur les bras.

La peau des cuisses, qui sont énormes, se laisse distendre facilement jusqu'au genou, sur lequel elle vient tomber en se repliant sur elle-même. Les jambes prennent également un volume trop considérable. Elles deviennent engorgées et variqueuses. Les pieds, peu à peu, sont également envahis par la graisse d'une manière démesurée.

Les obèses sont forcés de tenir les membres supérieurs éloignés de la perpendiculaire, autrement dit du tronc, à cause de la couche de graisse qui entoure ces derniers d'une part, et de l'autre à cause de celle qui garnit le corps. De sorte qu'ils sont dans une impossibilité plus ou moins complète de s'habiller et de se donner les soins que la propreté exige. C'est un sujet de désespoir, pour les femmes principalement.

L'obèse ne marche que difficilement, peu ou pas du tout. Lorsqu'il se livre à cet exercice, il porte alors la tête haute et le tronc en arrière, ainsi que le fait une femme enceinte, pour ne pas perdre l'équilibre et tomber en avant. Cette habitude de se tenir pour ainsi dire renversé en arrière finit par déformer le squelette, que l'on est tout étonné de trouver, lors de l'amaigrissement, cambré, présentant une concavité anormale au bas des reins, concavité qui s'efface bien tôt, c'est-à-dire dans l'espace de cinq à six mois.

Dans cet équilibre de la station debout ou

de la marche, les muscles sacro-spinaux ont trop à faire; ils se fatiguent bientôt et les mouvements deviennent impossibles sans douleurs ressenties dans la région dorsale. La grande masse de graisse qui se trouve dans le ventre, refoulant le diaphragme, comprimant les poumons et le cœur, occasionne une oppression qui grandit à chaque pas.

La plupart des hommes, en marchant, se servent de leurs bras qui sont alors pendants. Ils les font aller en avant et en arrière; ces membres font ainsi le service de balanciers, prenant un point d'appui contre l'air; ils aident la progression du corps, comme les avirons mis en mouvement dans l'eau font avancer une barque. On a remarqué que, dans la marche, les obèses laissent tomber leurs bras qui vont presque flottants au gré des mouvements du corps qu'ils n'aident nullement.

Lorsque l'obèse est assis, il est obligé de tenir ses cuisses écartées pour loger entre elles son gros ventre. Dans cette position, il est poursuivi d'une somnolence insurmontable. Au lit, il doit avoir la tête haute, élevée, et quand il lui arrive de perdre cette position, de s'allonger, de rapprocher tout son corps de la ligne horizontale, il est pris de quintes de toux, au milieu desquelles il expectore une grande quantité de mucosités, de crachats. Ce sont des matières fluides et liquides dont son corps est pour ainsi dire *bourré*, lesquelles matières, obéissant aux lois de la pesanteur et refoulées par les différents organes, les parois du ventre principalement, sont venues transsuder vers les bronches et les embarrasser de manière à occasionner ces quintes de toux, et quelquefois des attaques d'asphyxie. Aussi, pour beaucoup d'obèses, les nuits sont-elles un temps d'inquiétudes et de tourments. Il y en a qui sont sujets à des rêves penibles, à de véritables cauchemars, produits sans doute par le trop plein qui est chez eux. Le sommeil a peu de durée; atteints d'une véritable apnée, ils se lèvent trois ou quatre fois chaque nuit pour aller à la croisée prendre, disent-ils, une dose d'air dont ils manquent au lit. Aussi beaucoup finissent par passer ce temps du sommeil dans un fauteuil, dont ils renversent le dos au moyen d'un ressort, jusqu'au point où ils se sentent pouvoir dormir sans suffocation.

Les obèses sont, en général, de grands mangeurs, mais tous, sans exception, sont de grands buveurs; ils arrosent de beaucoup de boisson leur alimentation. Ils préfèrent les mets préparés avec des liquides. Ils aiment mieux les farineux et les légumes que la viande. Leurs digestions se font bien. Ils ont, en général, deux selles par jour, quelquefois trois; leurs matières fécales ont rarement la forme du tube qu'elles viennent de parcourir; elles sont trop liquides pour cela, et ces dernières ont moins d'odeur et contiennent une proportion plus grande de *graisse que celles des gens non obèses.* Leur sang présente également cette dernière particularité (1).

(1) M. Persoz a fait cette expérience sur les oies, que leurs excréments et leur sang devenaient plus riches en

Les femmes obèses, quoique jeunes, sont peu ou pas réglées. Les hommes obèses sont, le plus souvent, impuissants, ou au moins leurs facultés viriles sont moins grandes que chez ceux qui ne sont pas surchargés de graisse.

Lorsque le corps est envahi par le tissu graisseux d'une manière démesurée, il peut arriver à une grosseur monstrueuse. On a vu à Paris, il y a quelques années, un enfant de 4 ans qui pesait cent quatre livres. Un médecin anglais, le Dr Coë, parle dans ses ouvrages d'un nommé Édouard Brigt qui, à 10 ans et demi, pesait cent quarante-quatre livres ; à 20 ans, trois cent cinquante-six livres, et treize mois avant de mourir, cinq cent quatre-vingt-quatre livres. Il a existé un Anglais, dans le comté de Lincoln, qui pesait cinq cent quatre-vingt-trois livres, *ayant dix pieds (anglais) de circonférence*. Il mourut à 29 ans. On cite encore un autre

graisse, au fur et à mesure que ces animaux prennent de l'embonpoint. (Mémoire communiqué à l'Académie des sciences, le 12 février 1844.)

Anglais pesant six cent neuf livres. Sept personnes de taille ordinaire pouvaient tenir ensemble dans son habit et le boutonner. Un autre Anglais a pesé six cent quarante-neuf livres. La largeur d'une épaule à l'autre était de quatre pieds trois pouces.

Brillat-Savarin dit avoir vu, à New-York, un nommé Édouard qui avait au moins huit pieds de circonférence; ses doigts étaient comme ceux de cet empereur romain, à qui les colliers de sa femme servaient d'anneaux; ses bras et ses jambes étaient tubulés, de la grosseur d'un homme de moyenne stature, et il avait les pieds comme ceux d'un éléphant, couverts par l'augmentation de ses jambes; le poids de sa graisse avait entraîné et fait bâiller la paupière inférieure; mais ce qui le rendait hideux à voir, c'étaient trois mentons en sphéroïdes qui lui pendaient sur la poitrine, dans la longueur de plus d'un pied; de sorte que sa figure paraissait être le chapiteau d'une colonne torse.

Dans cet état, Édouard passait sa vie assis près de la fenêtre d'une salle basse qui donnait sur la rue, et buvant de temps en temps un verre d'ale, dont un pitcher de grande capacité était toujours auprès de lui.

Dupuytren a consigné, dans le *Journal de médecine et de chirurgie*, de Leroux, Corvisart et Boyer, année 1816, tome XII., page 262, l'observation suivante d'un cas d'obésité.

« Le sujet s'appelait Marie-Françoise Clay. Elle naquit à Vieille-Église, département du Pas-de-Calais, de parents pauvres. Elle se maria avec un homme qui gagnait sa vie en allant de ville en ville vendre quelques marchandises de bas prix. A 36 ans, elle était devenue si grasse qu'elle fut forcée de cesser d'accompagner son mari. Elle se mit à la porte d'une église où elle mendiait son pain. Elle avait 5 pieds 1 pouce de hauteur et 5 pieds 2 pouces de circonférence mesurés à la taille. Sa tête, petite eu égard au volume de son corps, se perdait au milieu de deux énormes épaules entre lesquelles elle semblait immobile. Son cou avait disparu et ne laissait entre la tête et la poitrine qu'un sillon de plusieurs pouces de profondeur.

« Sa poitrine avait des dimensions énormes. En arrière, les épaules, soulevées par la graisse, formaient deux larges protubérances ; les bras étaient tenus éloignés du corps par les deux coussins de graisse qui se trouvaient sous les aisselles.

« Étant ainsi énorme, elle put, pendant plusieurs années, faire environ deux mille pas pour aller de son domicile à l'église où elle se tenait habituellement ; mais, à la fin, elle se vit contrainte à rester chez elle, parce qu'elle perdait sa respiration en marchant et était prise de violentes palpitations.

« A 40 ans, elle éprouva des difficultés de respirer, des suffocations et des palpitations très-irrégulières. A ces symptômes se joignirent, au bout de plusieurs mois, une infiltration légère des membres inférieurs et plusieurs crevasses à la peau, par lesquelles une assez grande quantité de sérosité s'écoulait. Elle entra alors dans un hôpital où on

lui administra des diurétiques et des purgatifs qui la soulagèrent, mais sa maladie
n'en fit pas moins de progrès. Elle fut contrainte d'entrer à l'Hôtel-Dieu, le 17 mars
1816.

« Elle était obligée, pour éviter d'être suf-
foquée, de se tenir jour et nuit dans une position presque verticale, assise dans son
lit, appuyée sur les mains et les pieds par
terre.

« Malgré cette position, sa respiration était
courte, pénible et comme saccadée; elle
disait éprouver dans le côté gauche de la
poitrine des palpitations que son embonpoint
ne permettait pas de sentir; mais son pouls
était en même temps tumultueux, ses con-
jonctives rouges, son nez et ses lèvres li-
vides, son ventre gros, mais sans fluctua-
tions au toucher; ses membres supérieurs
et inférieurs étaient *infiltrés, froids et li-*
vides.

« La respiration devint plus difficile, l'in-
somnie complète, le sentiment de suffocation insupportable, et la malade, abandon

nant tout à coup les soins qu'elle prenait auparavant, de se tenir dans une position favorable à l'exercice de la respiration, périt au bout d'une agonie de plusieurs heures.

Le journal *Javannach-News* raportait, en 1853, le fait suivant : « Il existait, à dix-huit milles de Batavia, un jeune homme qui était un véritable phénomène. A 22 ans, il pesait cinq cent soixante-cinq livres. Il continua de grossir jusqu'à un peu plus de six cents livres; il était à l'aise et prenait soin de sa plantation. Il y a quatre semaines, il commença à grossir encore, d'abord d'une livre et demie par jour, ensuite de deux livres. La semaine dernière, il est mort subitement dans son fauteuil, étouffé par la graisse. Trois jours avant sa mort, il pesait six cent quarante-trois livres.

Parmi les personnes que j'ai traitées pour l'obésité, celle qui pesait le plus au commencement de son traitement atteignait trois cent vingt livres. Nous en verrons plus loin les détails.

Tous les peuples mettent beaucoup de

soin à corriger les défauts de forme des animaux dont ils se servent habituellement. Ils cherchent à perfectionner ces derniers en mariant entre eux les plus beaux produits pour former de belles races. Chacun de nous est également fier si, à force de soins, il possède des plantes ou des arbres dont la beauté l'emporte sur ceux de ses voisins. Il est assez étrange que l'homme, qui doit avoir le sentiment de son importance, ne mette généralement aucun souci à corriger les imperfections de son corps, lorsqu'il le voit prendre des proportions disgracieuses, quelquefois hideuses et repoussantes. Le tableau que nous avons fait des obèses est affreux. On ne voit pas beaucoup de personnes ainsi affligées, parce que, arrivées à ce degré de monstruosité, elles ne vivent pas longtemps. Mais le nombre est encore trop grand d'hommes comme de femmes, dont la surabondance de graisse dépasse les bornes d'une juste proportion et qui approchent plus ou moins de l'obésité complète. Et ils ne font rien, je le répète, pour arrêter ou faire disparaître cet état anormal de leur corps. Cela tient peut-être à ce qu'ils pensent qu'on ne peut opérer un tel changement sans altérer la santé, ce qui est une grosse erreur. D'autres ont une idée tellement haute de leur personne qu'ils l'estiment, telle qu'elle est, d'une plus grande valeur que celle de toute autre. Peut-être aussi beaucoup, surtout parmi les hommes, ne comptent presque pour rien la bonne et belle conformation du corps; ils mettent toute leur valeur dans leurs facultés intellectuelles, et ils y sont d'autant plus portés dans notre état de civilisation que l'intelligence, aidée des connaissances prises dans la science, domine tout dans le siècle où nous sommes. Les forces physiques dont on avait besoin dans des temps antérieurs pour avoir de grands avantages dans la guerre ou l'industrie sont remplacées aujourd'hui par des machines ou des ingrédiens qui dépassent de beaucoup les puissances physiques de l'homme.

Cependant ce serait se tromper fortement

de croire que l'homme pour être réellement
supérieur à ses semblables, sous le rapport
des facultés intellectuelles, n'a pas besoin
d'avoir une bonne, une solide organisation,
laquelle ne peut exister qu'avec une juste
proportion des parties du corps. Nous avons
démontré, dans un autre ouvrage (1),
d'une manière satisfaisante (nous le croyons),
combien cette bonne et solide organisation
était ici nécessaire. Les personnes surchargées d'embonpoint n'ont pas une constitution solide. Elles ont toutes le tempérament
lymphatique, qui est un mauvais tempérament. De ce qu'un homme très-gras a des
couleurs rosées sur les joues, qu'il a les
yeux injectés de sang, qu'il se plaint de
maux de tête, il ne faut pas en conclure
qu'il a un tempérament sanguin. C'est le trop
plein de tout son corps, fourni par la graisse
et l'humeur lymphatique, qui occasionne
ainsi la gêne dans la circulation du sang et
donne les apparences d'un tempérament qui

(1) *Les Formes du corps humain corrigées et par suite les
facultés intellectuelles perfectionnées par l'hygiène.* In-8°.

n'existe pas. C'est ainsi que les gros petits enfants et les jeunes filles grasses ont le plus souvent des couleurs sur les joues, quoique leur constitution soit lymphatique.

Si cette dernière constitution, lorsqu'elle n'est pas portée à l'excès, est normale chez les femmes et les enfants, elle n'est nullement favorable à l'homme pour la bonne exécution de ses fonctions physiques et morales.

L'homme lymphatique ne peut être susceptible d'un fort travail physique longtemps soutenu, que peut faire l'homme sanguin.

Il résiste moins que ce dernier aux causes de maladies, aux épidémies, aux privations.

Son moral se ressent toujours de l'état de son corps, aussi est-il incapable de choses où l'intelligence a besoin d'être longtemps mise en jeu.

Ses actions morales n'auront pas la netteté, la force inhérente à celles qui caractérisent l'homme sanguin. Elles se feront bien plutôt remarquer par une faiblesse, une indécision, une mollesse qui sont le plus souvent la source de beaucoup de fautes.

Le sang de l'homme lymphatique est trop aqueux. Il manque de cette force excitative due aux globules rouges dont est si riche celui de l'homme sanguin. Un sang trop aqueux n'imprime qu'une faible activité au cerveau. *Sanguis ad insaniam facit quum sit nimis dissolutus, et sanguis ad sapientiam facit, præsertim quum suam habet consuetam concretionem*, a dit Hippocrate. Ainsi le sang qui possède une bonne densité, qui est riche en globules, procure de la suite, de l'harmonie, de la solidité dans les actes intellectuels et moraux.

C'est pour cela que Galien a dit que ceux qui veulent améliorer leurs facultés intellectuelles doivent chercher à donner à leur corps un bon tempérament.

*Et nous avons dit que les hommes sur*chargés d'un grand embonpoint sont d'un tempérament lymphatique ; et ils ne pourront jamais se délivrer de ce tempérament qu'en diminuant cet embonpoint, qui entretient ainsi cet état anormal du corps et empêche certainement les facultés intellectuelles d'arriver au degré de perfection dont elles seraient capables sans cet embonpoint outré.

Parmi ceux qui engraissent, il n'y a pas un seul homme occupé à un travail intellectuel qui ne dise : « Depuis que je prends de l'embonpoint, je remarque que je ne travaille pas aussi facilement que lorsque j'étais plus maigre. » L'artiste peintre ne trouve plus sa vive imagination au bout de son pinceau, le sculpteur taille le marbre avec indifférence, l'homme de lettres se sent lourd, et les pensées ne lui arrivent pas..... L'employé, à son bureau, se plaint sans cesse d'être obligé de faire de véritables efforts pour surmonter le sommeil qui le poursuit, et qui l'empêche de faire ses calculs, de rédiger une lettre ou même de la copier.

Le D*r* L. Ch. Roche a pensé comme beaucoup de monde et a écrit : *Que la plupart des hommes qui se surchargent de graisse* *avec facilité sont de profonds égoïstes* (1). C'est une paraphrase du proverbe qui dit : Bon estomac, mauvais cœur. On se laisse malheureusement éblouir par les grands mots et les grandes phrases sententieuses des moralistes. C'est à tort; car, si l'on se donne la peine de supposer le contraire de ce qu'ils ont avancé, fort souvent l'on reconnaît que ce contraire n'est point vide de sens. Je dirai, pour le cas dont il s'agit ici, qu'il y a beaucoup de raisons pour qu'une personne d'un embonpoint prononcé, sans être porté à l'excès, ait le cœur bon : un bon estomac n'est point incompatible avec la bonté du cœur. Une personne qui digère bien doit être mieux disposée pour ses semblables que l'être dont les digestions sont laborieuses ou pénibles. Celui qui a un estomac faible ne peut pas avoir toujours la joie dans le cœur; son humeur doit être, au contraire, fréquemment sombre.

(1) *Dictionnaire de médecine et de chirurgie pratiques,* en 15 vol. article *Obésité.*

On le reconnaît facilement à sa figure contractée et fort souvent jaune. Il faut qu'il s'opère un grand mouvement dans son esprit pour qu'il vous accueille avec une satisfaction évidente. On aborde, en général, avec une certaine confiance les personnes dont la peau est tendue sur une· couche convenable de graisse; l'on n'est pas disposé à trouver chez elles les grandes passions égoïstes et les agitations de l'âme qui rendent toute affection impossible.

Jules César, quelques jours avant d'être assassiné, fut prévenu qu'on en voulait à sa vie; on lui cita Antonius et Dolabella comme étant dans la conspiration. « Je me défie fort peu, dit-il, de ces deux hommes qui sont d'un grand embonpoint et qui soignent leur toilette; je craindrais bien plutôt Brutus et Cassius, qui sont maigres et pâles. » *La fin de César prouva qu'il avait* raison. Il faut un peu d'embonpoint et pas trop : c'est l'emblème de la santé : *Mens sana in corpore sano*.

Il est certain que le trop grand embon-

point diminue l'activité physique et morale
et rend ainsi impropre aux affaires. C'est
sans doute dans cette idée que les Romains
qui, à une époque, ne voulaient point chez
eux d'hommes nuls, bannissaient ceux de
leurs concitoyens qui étaient atteints d'o-
bésité. On conçoit une pareille loi chez un
peuple qui condamnait à la peine du ban-
nissement un citoyen reconnu indifférent à
la chose publique.

On peut objecter à ces idées que l'on a
vu des hommes d'une très-forte corpulence,
doués de beaucoup d'énergie et exécuter
des choses qui exigeaient une grande activité d'esprit : tels étaient Guillaume le Conquérant, Marius, Jean Sobieski.

C'est à tort qu'on a classé ces grands
hommes parmi les obèses; car Guillaume
le Conquérant, obèse, n'aurait pas eu le courage, *quelque temps avant sa mort,* d'entreprendre un long voyage et de se tenir à
cheval pendant plusieurs jours de suite,
pour porter, avec ses troupes, le carnage
dans les campagnes et les villes où il pas-

sait, en marchant sur Paris. Il avait les muscles très-développés et en même temps l'ardeur inhérente à la pléthore sanguine, qui excite tant le cerveau et le rend apte à la conception et à l'exécution des grandes entreprises.

Il fallait que Marius ne fût pas simplement obèse, mais d'une forte corpulence pour en avoir imposé et fait tomber les armes au Cimbre qui venait pour le tuer.

Le roi de Pologne, qui acquit la réputation de grande bravoure dans les charges qu'il faisait contre les Turcs, à la tête de ses armées, devait avoir de forts muscles et n'être pas non plus simplement obèse.

C'est ainsi que sont constitués ces gros officiers de cavalerie, qui, étant en selle, couvrent avec leur gros ventre le garrot de leur cheval ; s'ils n'étaient pas fortement musclés, il leur serait impossible, avec leur énorme panse, de supporter les fatigues d'une longue manœuvre.

Si, pour les hommes, la beauté des formes ne compte que pour peu dans le bonheur

de la vie, il n'en est pas de même pour les
femmes, qui ne doivent jamais oublier que,
pour elles, tous les trésors de l'esprit ne
valent jamais les grâces physiques. Quels
soins les femmes assez heureuses pour posséder la beauté du corps doivent donc
mettre à la conserver! Un excès d'embonpoint vient souvent jeter le désordre dans
les plus belles organisations. Il n'est que
trop commun de voir des personnes dont
l'élégance des formes rehaussait si noble-
ment la beauté de la figure, perdre peu à
peu, au milieu de la graisse, tous ces rapports harmonieux, et devenir, par ce surcroît d'embonpoint, sans grâces et sans distinction.

Une surabondance de graisse qui vient
envahir le corps d'une femme commence
par s'amasser aux endroits où la peau se
laisse distendre facilement, comme aux
joues, aux seins, au ventre. Une belle tête,
une tête bien faite représente un ovale à
peu près parfait. Sur un beau visage, la
plus grande largeur de cet ovale corres-

pond à une ligne qui passerait sur les yeux et à la racine du nez ; c'est ce qu'on observe sur l'Apollon pythien et sur la Vénus de Médicis. Avec l'accumulation d'une grande quantité de graisse aux joues, la plus grande largeur de l'ovale se trouve descendue dans ces dernières parties. Alors la figure a perdu de sa beauté, de sa distinction pour se rapprocher de la physionomie des Hottentots, des Tartares et quelquefois de quelques animaux.

Ainsi, sans parler ici des infirmités, des états maladifs, des dangers pour la vie qu'entraîne un excès d'embonpoint, que de raisons doivent exciter les femmes comme les hommes trop gras à perdre de leur corpulence adipeuse !

CHAPITRE II.

CAUSES FAVORISANT LE DÉVELOPPEMENT ET L'ACCUMULATION DE LA GRAISSE.

L'obésité est héréditaire, c'est-à-dire que le père ou la mère peuvent transmettre à leurs enfants un genre d'organisation qui les rend aptes à devenir surchargés de graisse. C'est un fait reconnu dans les animaux, dans les bêtes à cornes, les porcs, dont certaines races sont plus aptes à engraisser que d'autres. Il en est de même dans l'espèce humaine. Un enfant qui tette le lait d'une nourrice très-lymphatique peut rester lymphatique et acquérir une disposition à l'obésité qu'il n'avait pas reçue de ses parents. *On peut, à certaines données physiologiques,* reconnaître dès le jeune âge, chez une personne, une disposition à devenir grasse.

Le jeune homme ou la jeune fille qui

possède cette prédisposition a le visage large et court, les yeux ronds, le nez court et plutôt gros que pointu, les mains et les pieds larges et peu longs. Il a, en général, les formes arrondies.

C'est ordinairement dans l'âge du retour, que l'on trouve le plus d'obèses, qui vivent rarement très-vieux.

Les enfants bien portants, en venant au monde et pendant le tout jeune âge, ont une constitution obésique, qu'ils perdent lorsqu'ils quittent le sein de la nourrice et qu'ils viennent à marcher.

Les femmes, dont le tempérament se rapproche beaucoup en général de celui des enfants, présentent plus de cas d'un embonpoint démesuré que les hommes, et parmi ces derniers, ceux qui sont surchargés de graisse ont, avons-nous dit, le tempérament ordinaire des femmes, le lymphatique.

On rencontre des populations qui sont remarquables par leur corpulence adipeuse.

Ce sont les habitants des vallées, des pays

bas et humides, comme la Hollande, la Basse-Égypte, de vastes contrées de l'extrême Orient, etc.

On prend du poids par un temps humide et après un séjour prolongé au milieu d'une atmosphère humide.

Les chasseurs ont, de tout temps, remarqué que le gibier, les oiseaux principalement, étaient plus gras par un temps humide que lorsqu'il fait sec.

Le sommeil prolongé, le manque de mouvement, favorisent le développement de l'embonpoint.

Des médecins pensent que l'exercice du cheval développe le trop grand embonpoint, et ils s'appuient sur ce fait que l'on voit des hommes d'une forte corpulence dont le métier est de monter à cheval, par exemple, les officiers de cavalerie. D'autres médecins ordonnent ce même exercice pour combattre l'obésité.

Voici ce que j'ai observé : l'homme qui monte à cheval se livre à un exercice très-actif, en faisant toute sorte de mouvements pour rester en équilibre, le corps alors éprouve des secousses très-répétées. Si le cavalier est d'une constitution robuste, cet exercice lui facilitera toutes les fonctions favorisées en général par le mouvement, et principalement celles de la digestion et des absorptions, et le corps prendra du volume, et ce volume ne sera pas constitué seulement par un surcroît de graisse, mais aussi par une augmentation dans le volume du système musculaire. Les officiers de cavalerie qui sont très-gros présentent ce double développement exagéré. Et ce n'est que parmi ceux qui sont déjà d'un certain âge, et dont le corps est fait au métier, que l'on trouve ces fortes corpulences. La majorité des cavaliers, officiers et soldats, éprouvent d'abord de grandes fatigues de l'exercice du cheval. Les jeunes gens qui arrivent dans un régiment de cavalerie commencent bientôt à maigrir, et ils restent maigres pendant les premières années de service. Et il arrive que l'on est obligé de faire passer dans l'infanterie des officiers et des soldats, parce que l'exercice du cheval les fatigue trop, et même leur occasionne des accidents, l'hémoptysie, par exemple. On peut donc dire que l'exercice du cheval diminue l'embonpoint et en favorise le développement selon les circonstances.

Vivre dans un lieu renfermé, peu riche en oxygène, sans aller souvent recevoir l'action du grand air, de l'air extérieur, est encore une cause de développement de la graisse. Le manque d'activité cérébrale, comme celui produit par la castration, l'absence de toutes passions, sont des conditions favorables au développement de la graisse. Mais il faut chercher la cause principale et immédiate de ce développement dans l'alimentation.

Des expériences nombreuses ont été faites sur ce sujet par nos premiers savants, qui ont été divisés d'abord sur ce point, de savoir si la graisse entrait par l'alimentation toute formée dans le corps et faisait partie de celui-ci dans une proportion égale à celle introduite, ou bien si elle pouvait s'y former encore par une espèce d'opération chimique, par la puissance de l'organisme.

Les 23 janvier et 13 février 1843, M. Payen, au nom de MM. Dumas, Boussingault et au sien, lut, à l'Académie des sciences, un mémoire tendant à prouver que les aliments seuls donnaient la graisse fournie par les animaux. A l'appui de ce système, il relata différentes expériences qui avaient été faites et dans lesquelles on avait prouvé que les matières grasses ne se forment que dans les plantes, et que les aliments donnés aux animaux herbivores soumis à l'expérience contenaient bien toute la graisse fournie par ceux-ci.

Lorsque l'on nourrit, rapporte ce mémoire, un animal avec des aliments plus gras que de coutume, son chyle devient plus opaque, plus crémeux. Il abandonne beaucoup de matières grasses à l'éther. Magendie, Sandras et M. Bouchardat, ont prouvé que les matières grasses de nos

aliments, divisées ou émulsionnées par la
digestion, passent sans altération dans le
chyle et de là dans le sang, où l'on peut les
suivre. M. Dumas a émis l'opinion que les
animaux peuvent encore fournir une certaine quantité de graisse au moyen d'une
fermentation spéciale du sucre qui fait
partie de leurs aliments.

M. Liebig, avec Huber, fait venir les
graisses animales du sucre ou de l'amidon
des aliments.

Ce serait donc, en définitive, dans les végétaux qu'il faudrait chercher le principe
qui donne la graisse aux animaux.

On peut dire, à l'appui de ce principe,
que les animaux qui se chargent facilement
de graisse, se nourrissent habituellement
de végétaux, et que les carnivores ne sont
jamais très-gras.

Les chats sauvages que les chasseurs
tuent souvent en Algérie sont maigres.

Les chats de ferme, dont on a grand
soin, ne sont jamais gras comme ceux des
villes, parce que la plus grande partie de

leur nourriture consiste en proies, en chair, qu'ils préfèrent à la pâtée, à la soupe, au lait dont on nourrit les chats des villes.

Frédéric Cuvier avait remarqué que les demi-carnivores engraissaient par l'alimentation végétale. M. Flourens a répété ces expériences en nourrissant exclusivement de pain les ours du Jardin des Plantes, qui prirent alors un grand embonpoint (1).

On peut dire que les carnivores n'ont pas toujours à manger quand ils ont faim, et qu'ils sont souvent obligés de courir longtemps avant d'attraper une proie. Cela doit arriver; mais les animaux carnivores nourris exclusivement de viande, en domesticité, par la main de l'homme, ne sont point surchargés de graisse et n'ont jamais de ventre.

L'illustre voyageur Levaillant rapporte, dans son *Voyage en Afrique,* qu'il a vu, dans la partie méridionale de ce continent, des troupeaux de gazelles (de l'espèce ap-

______

(1) Compte-rendu de l'Académie des sciences, 1843.

pelée gazelles sautantes du cap de Bonne-Espérance) qui vivent dans l'intérieur des terres, réunies en troupeaux de 10,000 à 50,000. Ces troupeaux, toujours aussi nombreux, à cause du grand nombre des naissances, malgré la destruction qui s'en fait chaque jour, sont accompagnés ou suivis par des lions, des léopards, des onces et des panthères, etc., qui n'ont que quelques pas à faire pour se jeter dessus et s'en repaître; et ces animaux carnassiers ne sont pas plus gras et n'ont pas plus de ventre que ceux que nous connaissons. Les oiseaux de proie sont habituellement maigres.

Au contraire, les animaux qui ne se nourrissent pas de viande, mais de végétaux principalement, sont facilement surchargés de graisse. On peut citer en première ligne l'hippopotame, si disgracieux dans ses formes par sa graisse; il ne se nourrit que de végétaux, et spécialement de joncs, de riz, de millet, de canne à sucre, etc. (1).

(1) Les naturalistes ont cru pendant longtemps que cet animal, qui passe une grande partie de sa vie dans l'eau,

Le lamantin, qui semble faire, au dire
de Buffon, la nuance entre les quadrupèdes
amphibies et les cétacés, est une vraie
masse de graisse et il vit exclusivement
d'herbes marines (1).

On trouve dans le fait suivant une preuve
bien remarquable que la quantité de graisse
dont un animal est surchargé dépend principalement de ce dont il se nourrit : dans
la famille des baleines, ces monstres de
grosseur, celle du Groenland (*balæna mysti-
cetus*, Linné) est la plus chargée de graisse
et elle se nourrit de zoophytes, dont beaucoup presentent autant les caractères de la

se nourrissait de poissons ; mais un capitaine Gordon,
pendant son séjour au cap de Bonne-Espérance, s'est
assuré que cet amphibie ne touche jamais au poisson et
qu'il vit exclusivement de végétaux. Il s'en est assuré,
en étudiant les habitudes de ces animaux, et par
l'ouverture de l'estomac de plus de trente hippopotames
qu'il a tués. Du reste, c'est avec une nourriture végétale
qu'on nourrit les deux hippopotames qui sont aujour-
d'hui au jardin du Muséum.

(1) Le lamantin du Kamschatka a 23 pieds de long et
16 à 18 de circonférence, et pèse de 6 à 8,000 livres.

plante que ceux de l'animal. La baleine appelée jubarte (*balæna boops*, Linné), qui ne se nourrit plus de corps essentiellement mucilagineux, mais de petits poissons, a une couche de lard beaucoup plus mince que la précédente. La baleine appelée gibbar (*balæna physalus*, Linné), qui vit de maquereaux, de harengs et de saumons du nord, quoique à peu de chose près aussi longue que la baleine du Groenland, est beaucoup plus maigre qu'elle. Sa couche de lard est moins épaisse encore que celle de la jubarte; elle ne fournit que 10 à 12 tonnes de graisse, tandis que la baleine du Groenland en donne 50, 60 et jusqu'à 80.

Mais les choses ne se passent pas absolument ainsi que l'expose M. Payen, dans son mémoire cité. Le 6 mars de la même année 1843, M. Liebig, dans une note qu'il adressa à l'Académie des sciences, protesta contre les conclusions dudit mémoire, qui, on se le rappelle, tendent à démontrer que la graisse entre toute formée dans le corps. Le savant chimiste allemand annonça à l'Académie qu'il avait retrouvé dans les excréments d'une vache, à peu de chose près, toute la matière grasse ou cireuse contenue dans ses aliments, quoique cette vache eût pris de l'embonpoint ou l'eût conservé. Il rappelle les belles expériences de M. Boussingault sur le même sujet (1), et qui sont d'accord avec ce que vient d'expérimenter M. Liebig, et qui, par conséquent, combattent l'opinion de M. Payen.

A la suite de cette communication, M. Magendie annonça qu'il a constaté que les chevaux rendaient dans leurs excréments plus de graisse que le fourrage à eux donné n'en contenait.

Dans la séance du 13 septembre de la même année, M. Milne-Edwards donna à l'Académie des sciences lecture d'un mémoire contenant le résultat des expériences d'Huber sur les abeilles, qu'il venait de répéter avec tous les soins et toutes les précautions désirables. Comme à Huber,

____

(1) *Annales de chimie et de physique*, t. LXXI, p. 75.

des abeilles renfermées dans une cage lui avaient fait de la cire, n'ayant pour toute nourriture que du sucre trempé dans l'eau.

M. Duméril rappela à l'Académie que les expériences d'Huber avaient été également répétées en 1817 par M. Bretonneau, de Tours, avec le même résultat.

M. Thénard présenta alors quelques observations et dit que les animaux ne tirent pas toutes formées des plantes, ou d'autres aliments dont ils se nourrissent, les matières nécessaires à leur constitution ; ils en forment évidemment plusieurs par la puissance de leur organisme : telles sont la matière colorante du sang, la fibrine, lorsque l'animal ne prend que du lait pour nourriture, la cholestérine, etc.

M. Milne-Edwards dit alors : Quand je vois les animaux introduire dans leur estomac une quantité considérable de matières grasses, que cette graisse pénètre bien évidemment dans les vaisseaux chylifères, se mêle au sang et se trouve ensuite transportée par le liquide nourricier dans toutes les

parties du corps, enfin, lorsqu'à la suite de
cette absorption, je vois de la graisse s'accumuler entre les organes, je n'aperçois
aucune raison pour supposer que celle-ci
soit le produit de quelque création nouvelle
mystérieuse, plutôt que le résultat d'un
simple dépôt de matières dont la présence
est d'ailleurs indubitable. »

Mais ce savant académicien est d'avis qu'il
faut croire à la vérité du dicton populaire :
la graisse fait la graisse, et la chair fait la
chair.

D'un autre côté, il pense, avec M. Thénard, que les animaux peuvent, par la
puissance de leur organisation, former
des matières nécessaires à leur constitution.

Enfin, en 1845, M. Boussingault écrivit
à Arago une lettre qui fut communiquée
à l'Académie des sciences, pour lui annon-
cer qu'il venait de faire de nouvelles expériences, d'où l'on peut conclure, en toute
certitude, que les animaux font plus de
graisse qu'on n'en trouve dans les aliments

dont ils se nourrissent. Et le fait ne fut point contesté (1).

De toutes ces recherches, de toutes ces expériences, de toutes ces observations, l'on doit conclure que c'est dans l'alimentation grasse, dans les substances à éléments graisseux que l'on doit chercher la cause première du développement de la graisse

(1) D'autres expériences, et en grand nombre, ont été faites pour éclairer la question du développement de la graisse dans les animaux, spécialement pour savoir si telle substance alimentaire était susceptible de donner naissance au tissu adipeux. Je ne les reproduis pas parce qu'elles n'ajouteraient point à ce que nous avons dit pour éclairer la question. Et il y a beaucoup de ces expériences dont la valeur me semble très-minime. Telle est, par exemple, celle qui a pour but de savoir si le sucre engraisse, et on l'a donné pour nourriture unique, et même pendant quelque temps sans eau à des pigeons qui sont morts maigres; et l'expérimentateur en a conclu que le sucre n'engraissait pas.

On a donné du beurre pour unique nourriture à des tourterelles, qu'on a trouvées également dépourvues de graisse à leur mort. Pourquoi choisir des tourterelles pour une telle expérience !

(Voir ces expériences en detail : *Annales de chimie*, 1845.)

dans les animaux, tout en admettant qu'elle peut s'y développer par la puissance de leur organisme.

C'est d'après ce principe que l'alimentation végétale, riche en éléments graisseux, et produisant de gros amas de graisse chez les animaux qui s'en nourrissent exclusivement, amas de graisse qu'on ne rencontre jamais chez les carnivores, c'est, dis-je, d'après ce principe que j'ai privé en grande partie, et autant qu'il est possible de le faire, de l'alimentation végétale, les personnes qui avaient besoin de voir diminuer leur embonpoint. J'ai obtenu des résultats, mais ces résultats n'étaient pas constants. Des personnes qui se privaient en grande partie de légumes, tout en évitant de manger des viandes grasses, conservaient leur trop grand embonpoint. J'en cherchai la cause, en me rappelant le principe de Thénard, que, par la seule puissance de son organisme, l'animal peut former une substance nécessaire à son organisation; je songeai aussi à ce qu'a dit M. Payen, qu'on ne peut supposer que la graisse peut être formée de toutes pièces. Je me demandai d'où venait la cause de mes insuccès, c'est-à-dire je recherchai d'où pouvait provenir la présence, dans l'organisation, d'une graisse qui n'avait pas été introduite. C'est alors qu'il fut question, avec les personnes que je traitais, de la quantité de boisson qu'elles prenaient chaque jour, et bientôt je fus à même de constater que celles qui ne diminuaient pas buvaient beaucoup plus que celles qui perdaient de leur graisse. Enfin, j'arrivai par mes observations à être convaincu (c'était en 1850) qu'il ne suffit pas de priver d'une alimentation végétale, riche en éléments graisseux, le sujet que l'on veut faire diminuer, mais qu'il faut encore ne lui permettre qu'une certaine quantité de boisson et d'aliments aqueux.

Mon attention ne s'était d'abord nullement portée sur les liquides dans le traitement du trop grand embonpoint. J'étais même loin d'y songer en voyant qu'il n'en avait point été question dans les nombreux travaux dont nous avons parlé, et cependant c'était un point important, capital, dans l'engraissement des animaux.

L'eau a toujours été considérée comme un aliment, et à juste raison, car beaucoup de faits prouvent que des hommes privés de toute espèce de nourriture, excepté d'eau, avaient vécu cinq ou six jours de plus que leurs compagnons d'infortune qui n'avaient pu se procurer ce liquide. L'eau, même distillée, contient des éléments organiques propres à l'entretien de la vie.

L'eau potable, telle qu'on la boit habituellement, étant prise sans aucun mélange, favorise la formation de la graisse plus que la bière, le vin, l'eau-de-vie, les autres boissons, et que celle qui se trouve dans les aliments. J'avance ces faits parce que les plus grosses personnes, c'est-à-dire les plus grasses, les plus obèses que j'aie soignées, avaient l'habitude de boire beaucoup d'eau pure, sans se priver cependant d'en absorber soit mêlée avec des liqueurs, soit

dans la préparation de leur nourriture.
L'eau pure, en outre de sa faculté de concourir directement à la formation de la
graisse, a la vertu de ramollir les tissus,
les organes, et de favoriser ainsi l'accumulation de la graisse.

J'ai dit que, dans les expériences faites
par MM. les membres de l'Académie des
sciences, il n'avait été nullement question
de la boisson donnée aux animaux pendant
ces expériences. Il y a été question de l'eau,
mais d'une manière indirecte.

M. Magendie, dans la séance académique
du 6 mars 1843, a déclaré que des chevaux,
qu'on avait soumis au régime du foin sec
seulement, avaient plutôt maigri qu'engraissé. Et M. Payen, dans une longue note
qu'il a mise à la fin de son mémoire lu à
l'Académie, les 23 janvier et 13 février de
la même année, avait dit :

« Des faits nombreux et dignes d'une sé-
« rieuse attention, ont appris que les four-
« rages verts profitent, en général, bien
« plus que les fourrages secs dans la pro-

« duction du lait et dans l'engraissement
« des animaux, etc. »

La différence qu'il y a entre du foin qui
vient d'être coupé avec celui qui, provenant
du même pré, est coupé et sec depuis quelque temps, consiste en ce que le dernier ne
contient que 17 p. 100 d'eau tandis qu'il y
en a plus de 80 p. 100 dans le premier. On
ne peut donc attribuer qu'à l'eau la vertu
engraissante du fourrage vert. Je suis
étonné que les membres de la commission
qui fut nommée par le Ministre de la guerre
pour éclairer cette question, n'aient pas
tenu compte de l'effet de l'eau dans leurs
nombreuses, minutieuses et savantes recherches sur l'engraissement des chevaux.
Magendie, qui en faisait partie et qui avait
des chevaux, et les autres membres de cette
commission, la plupart officiers supérieurs
de cavalerie, ne devaient pas ignorer le
moyen employé par les marchands de chevaux pour engraisser promptement un cheval qui a besoin de beaucoup de graisse
pour plaire aux amateurs.

Ces marchands le font boire beaucoup. Ils l'excitent à boire en mettant dans l'eau qu'ils lui présentent de grosses farines. Après que le cheval a bu, ils ont soin de mettre de cette eau dans sa mangeoire, afin qu'il puisse y tremper la paille ou le foin qu'il tire du râtelier. Ils lui donnent encore du son mouillé, ou bien ils le mettent dans une prairie, où il vit d'herbe tendre et où il peut aller trouver l'abreuvoir à volonté. Sous l'influence du régime *mouillé* à l'écurie, ou en le nourrissant dans la prairie d'une herbe pénétrée d'eau, le cheval prend promptement des formes arrondies par la graisse, qui cachent ou dissimulent souvent beaucoup d'imperfections.

Dans un mémoire que j'ai lu à l'Académie des sciences, le 15 août 1864, sur l'*influence des boissons dans l'engraissement des animaux*, j'ai rapporté des expériences qui ont été faites par M. Decroix, vétérinaire de la garde à cheval de Paris. Il y avait dans l'escadron de cette arme un cheval maigre, bien portant d'ailleurs. Sur mes indications, M. De-

croix le mit à un régime pour le faire engraisser. Il fit diminuer à cet animal sa ration journalière d'avoine, de 1 kilogramme
500 grammes sans modifier celle de son fourrage. Il fit tenir constamment dans la mangeoire de l'eau mêlée de son, dont la quantité
ne dépassait pas 500 grammes par jour. Au
début, le 22 mai, le cheval pesait 512 kilogrammes ; le 1er juin, quinzième jour de
l'expérience, 520 kilogrammes, et le 17 juin,
530 kilogrammes ; augmentation en vingt-
sept jours, 18 kilogrammes. Les 500 grammes
de son ajoutés au régime alimentaire n'ont
pas remplacé le kilogramme 500 grammes
d'avoine diminués, et cependant l'animal a
engraissé.

Dans le même escadron il y avait une ju-
ment qui était énormément grasse. Elle
souffrait sous son cavalier. Ainsi que les
hommes surchargés d'embonpoint, elle était
en sueur aussitôt qu'elle faisait un exercice
un peu prolongé. De même que les hommes
gras, ses excréments étaient plus liquides
qu'à l'état ordinaire. De même aussi que les

hommes surchargés d'embonpoint, elle buvait considérablement. L'on constata qu'elle
absorbait 60 litres d'eau par jour. Le maré-
chal des logis qui la monte l'a réduite à 15
ou 20 litres par jour, et depuis elle a perdu
son gros ventre. Elle ne fiente plus comme
les vaches. Elle a acquis une vigueur, une
force qu'elle n'avait pas (1).

Dans les fermes où l'on engraisse, pour
être vendus gras, plusieurs cochons, on les
met ensemble dans le même local où ils ont
le même espace de terrain à parcourir, où
ils partagent le même lit et la même nourriture. Qu'ils aient, en y entrant, le même
âge, la même pesanteur à peu de chose près,
ils en sortent chacun avec un poids différent; et l'on a remarqué dans ces fermes
que ce sont ceux qui boivent le plus qui engraissent davantage. Aussi y choisit-on,
dans la basse-cour, pour mettre à l'engrais,
ceux qui boivent le plus. Quand une fermière
a acheté des cochons à une foire et qu'ils

____

(1) *Bulletin de l'Académie des sciences,* août 1864.

sont rendus à la ferme, son premier soin est de leur faire donner à boire et puis de demander à la servante s'ils ont beaucoup bu, pour savoir à quoi elle peut s'en tenir sur leur facilité à être engraissés.

L'herbe d'un bas-fond a plus de qualités pour engraisser un bœuf ou un cheval, etc., que celle qui se trouve sur un terrain plus élevé et où elle est moins pénétrée d'eau.

J'ai été propriétaire d'une ferme où il y avait 36 hectares de prairies ou d'herbages. Elle est située dans cette partie de la Normandie qu'on appelle le Cotentin, célèbre par sa belle race de bêtes à cornes et par ses chevaux. On y fait des élèves et on y engraisse également beaucoup de bœufs. Ces 36 hectares de ma ferme étaient divisés par de simples fossés sans haies, par portions de 3 à 4 hectares; par suite d'une petite pente du terrain, une de ces divisions se trouve plus basse que ses voisines, et, quand les pluies du mois de novembre arrivent, l'eau y pénètre beaucoup la terre. Il m'est arrivé, en allant visiter ma ferme à cette époque, de trouver dans cet herbage plus humide les bœufs destinés à l'engrais. Comme leurs pieds entraient profondément dans la terre, ils l'abîmaient. Je demandais alors à mon fermier pourquoi il ne faisait pas dépouiller cet herbage avant la mauvaise saison. Il me répondait qu'il l'avait fait plusieurs fois, mais qu'il s'en était mal trouvé. Quand il ôtait ses bœufs de cette pièce de terre, à l'arrivée des pluies, pour les mettre dans celle qui est à côté, ils n'y faisaient plus rien (ils cessaient d'engraisser), quoiqu'il y eût beaucoup d'herbe ; il était donc forcé de les *finir* (d'engraisser) là où je les voyais, pour les conduire à la foire.

Sachant que le sol de ma ferme est tout de la même nature, je ne peux m'expliquer ce fait de la plus grande vertu engraissante de cet herbage, que parce que l'herbe y est plus tendre, contient plus d'eau que dans les herbages voisins.

C'est sans doute à l'eau que les bœufs

trouvent dans l'herbe des prairies où on les engraisse en Normandie qu'est dû le grand embonpoint qu'ils y acquièrent, et où ne peuvent jamais parvenir les bestiaux engraissés à l'étable. C'est à ce mode d'engraissement dans les herbages que les éleveurs du Cotentin et de la vallée d'Auge, doivent la faveur de remporter les premières primes à Poissy, et de fournir toujours les *bœufs gras*, à Paris.

Je lis dans le Traité d'hygiène si complet de M. le professeur Michel Lévy : « MM. Leuret et Lassaigne ont vu qu'en donnant aux animaux du fourrage sans eau, il se produit moins de chyle que quand on les a fait boire en même temps. »

Virey a dit : C'est dans la classe des poissons que nous rencontrons des huiles en très-grande abondance ; la chair de tous les animaux marins est même imprégnée d'une graisse fluide ; tels sont les *oiseaux de mer*, les *cétacés*, les *phoques*, les *tortues marines*, etc. Il paraît que l'humidité contribue extrêmement à la formation de la graisse,

puisque les cochons, et les autres quadrupèdes
qui cherchent les terrains fangeux et aqua-
tiques deviennent tous très-gras. Les hommes
qui habitent dans les vallées profondes et
humides sont aussi beaucoup plus gras que
les habitants des lieux secs et élevés. (*Nouveau dictionnaire d'Histoire naturelle*, art.
Poissons, tome XVIII.)

En disant nous-même que le climat humide favorise le développement de la graisse
dans les animaux et l'homme, nous avons
présent à l'esprit ce qu'Hippocrate et après
lui Galien ont dit de ce climat.

Quand on parle, ont dit ces princes de la
science médicale, de l'influence d'un climat
sur l'organisation de l'homme, il ne s'agit
pas seulement de l'action directe de l'air, des
eaux et des lieux, mais on entend comprendre encore l'effet des aliments qui ont
une vertu spéciale provenant de la localité
d'où ils sont tirés.

Et nous savons que les végétaux comme
les animaux dont nous nous nourrissons,
sont d'autant plus pénétrés d'humidité, de

vapeur d'eau, qu'ils habitent plus profondément dans les vallées, et les uns et les
autres ont des tissus d'autant plus secs,
plus serrés, qu'ils sont plus haut placés sur
une colline ou une montagne.

C'est donc encore ici à l'eau qui se trouve
en une proportion plus grande dans les aliments qu'il faut attribuer, en partie, l'embonpoint des habitants des climats humides
comme sont ceux des pays bas et des vallées.

On connaît toutes les qualités physiologiques de l'eau, toute son importance dans
l'acte de la digestion. Il n'y a pas de dissol-
vant, de délayant plus grand, plus puissant
que l'eau. Sous ce rapport, elle favorise donc
d'une manière très-importante la nutrition
et par conséquent les diverses sécrétions;
mais de plus, elle a, je le répète, la vertu de
concourir directement à la formation de la
graisse, au moyen d'une opération chimi-
que qui a lieu par la puissance de l'organisme. Son hydrogène se combine au carbone
qu'il trouve dans l'organisme, et avec un

peu d'oxygène il forme la graisse. Cette opération chimique est très-admissible. N'est-ce point par une véritable opération chimique que les substances sucrées amidonnées peuvent se transformer en graisse dans notre organisme?

Fourcroy et les chimistes de son temps admettaient que la graisse, en se formant, dépouillait le sang de son hydrogène.

L'eau qui est ingérée dans les aliments, ou seule, est absorbée en partie dans l'estomac et les intestins, où, par l'intermède des veines mésaraïques, elle va augmenter et diluer la masse du sang. Lorsque l'eau est ingérée en très-grande quantité, il en passe encore une partie dans le canal digestif sans éprouver la moindre modification, et on la retrouve alors en surabondance dans les fèces. Mais il est encore d'observation que le corps vivant des animaux surchargés de graisse contient une proportion très-considérable d'eau et de vapeur d'eau que l'on ne voit pas chez les animaux maigres. On peut dire que c'est une copieuse réserve pour la formation de la graisse.

Quant au carbone, cette autre partie principale constituante de la graisse, malgré la grande dépense que l'animal vivant en fait, le corps peut en fournir considérablement, puisque cet élément entre en proportion de plus de 50 pour 100 dans les végétaux qui font la principale nourriture des animaux, comme des hommes, susceptibles d'avoir un très-grand embonpoint.

Il n'y a pas de nutrition, de transformation de partie fluide ou solide d'un corps organisé sans le concours de l'eau, qui y participe par son hydrogène ou son oxygène, ou par les deux éléments à la fois.

Nous avons la puissance chimique de décomposer l'air dans l'acte de la respiration, pour qu'une partie de cet élément aille vivifier le sang.

Les plantes ont la vertu de décomposer l'eau, aussi bien que l'air, pour s'en nourrir (1). Pourquoi n'aurions-nous pas également cette deuxième faculté? C'est la seule manière d'expliquer la surabondance de graisse qu'on trouve chez les animaux et les hommes qui vivent en grande partie d'aliments aqueux et qui boivent beaucoup d'eau. C'est la seule manière d'expliquer les expériences qu'on a faites (M. le vétérinaire Decroix et moi) sur les animaux, lesquelles expériences ont prouvé qu'on engraisse un cheval ou un bœuf en lui diminuant son alimentation azotée et en le faisant boire davantage.

La chair fait la chair et la graisse fait la graisse, est un proverbe en partie vrai; mais de ce qui précède il ressort que l'eau concourt aussi à la formation du tissu adipeux.

(1) Tous les géologues sont d'accord sur ce point : qu'une diminution continuelle des eaux a lieu dans notre planète, et la plupart des savants, Newton, Van Helmont, Celsius, etc., que ce fait a préoccupés, l'ont expliqué en attribuant cette diminution à la décomposition de l'eau qui s'opère sur la terre par l'effet de la végétation qui la convertit en parties solides, et enfin en parties terreuses par la putréfaction des végétaux.

M. le professeur Claude Bernard, dans de savantes expériences, a prouvé que le foie avait la vertu de fabriquer du sucre et des matières grasses; mais ces produits ne sont point assimilés à l'organisme; ils sont entraînés dans le torrent circulatoire par la veine cave, et arrivent, après avoir traversé le cœur, jusqu'aux poumons où ils sont brûlés par l'oxygène et servent ainsi à entretenir la quantité voulue de calorique dans l'organisme. Les substances sucrées amidonnées sont également susceptibles de se transformer en graisse, mais la quantité de ces substances qui entre dans des aliments pris ordinairement par les gens gras ne suffit pas avec la graisse qu'ils mangent toute formée, pour expliquer leur grand embonpoint.

Il faut donc en définitive reconnaître que l'eau prise isolément ou combinée avec les aliments est pour beaucoup dans la formation de la graisse des animaux, d'abord par son action physiologique et ensuite par son hydrogène qui lui est pris pour être combiné au carbone qui se rencontre dans l'organisme.

Qu'on se rappelle ici que l'on ne peut pas faire diminuer l'embonpoint d'une personne qui boit beaucoup, à moins d'employer des moyens susceptibles d'altérer sa santé.

Lors de la publication de mon *Traité de l'obésité*, le *Bulletin de thérapeutique* ne se borna pas, comme la plupart des autres journaux de médecine, à faire un article bibliographique de mon livre, le rédacteur en chef de ce recueil, le Dr Debout fit un véritable travail intitulé : *Coup d'œil sur le traitement curatif de l'obésité* (pag. 433 et 481, année 1864), travail fait, dit l'auteur, à l'occasion de mon ouvrage sur l'*obésité*.

Les détails que je vais rapporter textuellement, pris dans ce recueil, sont, selon moi, d'une grande importance dans la question :

« M. Dancel, dit le Dr Debout, a été longtemps attaché à des régiments de cavalerie. Or, l'équitation, la bonne chère, la quiétude de l'esprit de la plupart des officiers, en amènent un bon nombre lorsqu'arrive l'âge mûr, à un degré d'embonpoint qui les incommode dans leurs fonctions. Ceux des régiments dans lesquels servait M. Dancel s'adressaient naturellement à lui pour obtenir quelques avis à cet égard. La fréquence des consultations de ce genre l'a poussé à une étude plus approfondie de la question. A défaut de préceptes nettement tracés dans les ouvrages classiques, l'auteur s'est pris à chercher dans les habitudes mêmes de ses malades les indications qui ressortissaient à leur état. Sur la remarque que, pour la plupart, ils ingéraient chaque jour une quantité considérable de liquides, il débuta par leur prescrire l'abstention la plus complète possible de liquides. Le succès dépassa son attente, et la confiance dans l'abstinence des boissons, comme moyen d'arrêter les progrès de l'embonpoint et de le faire rétrocéder, l'affermit à tel point dans son esprit que ce régime diététique constitue la base fondamentale de la médication qu'il propose.

Dans l'obésité, effectivement, un phénomène presque constant est le besoin et l'u-
sage habituel de grandes quantités de boissons aqueuses. Chez certains sujets, cet excès dans l'ingestion des liquides constitue
une polydipsie véritable. Sans être aussi
considérable, la proportion d'eau consom-
mée par les sujets affectés d'obésité dépasse
presque toujours d'une manière notable la
quantité qui suffit aux personnes exemptes
de ce vice constitutionnel.

Cette soif immodérée n'est pas avec l'obésité une coïncidence pure et simple. Il existe
là, au contraire, un rapport de causalité duquel il importe de tenir compte, et que les
éleveurs de bétail ont depuis longtemps ap-
proprié aux besoins de leur industrie. Ils
ont coutume d'exciter chez les animaux destinés à l'engraissement le désir de boire, le
bibendi appetitus, et en flattant leur palais
par des aliments de choix délayés dans une
grande quantité d'eau. C'est ce qu'ils appellent le régime *mouillé*.

Puis l'habitude de boire une fois contractée, l'animal est placé dans des vallées où il trouve à profusion une herbe imprégnée d'eau, et, à sa portée, de larges abreuvoirs où il se rend à sa guise. Dans de telles conditions, son système adipeux ne tarde pas à prédominer.

On le voit, l'apport journalier à l'organisme d'une masse alimentaire, soit liquide, soit solide, contenant une forte proportion d'eau, crée pour le développement du tissu adipeux une éventualité éminemment favorable. L'observation maintenant que les individus atteints d'obésité se signalent par une préférence marquée, par un genre d'alimentation analogue à celui qui développe chez les animaux la prépondérance du système adipeux, dénote de la part de ce genre d'alimentation une influence génératrice primordiale.

Ingénieusement établi par M. Dancel, ce *rapprochement lui a permis de formuler* une indication fondamentale : il faut soustraire les malades à l'usage abusif de l'eau.

La diète des boissons aqueuses, conseillée

comme base du traitement de l'obésité, n'est pas, tant s'en faut, une chose nouvelle; à nos yeux, l'antiquité de ce précepte n'a fait qu'en rehausser la valeur. Il entre pour une grande part dans le système diététique, grâce auquel les anciens formaient les athlètes et s'opposaient, chez eux, aux envahissements de l'embonpoint. La condition la plus expresse du régime institué dans ce but consistait dans la diète du liquide. Ce mode d'alimentation était désigné sous le nom de ξηροφαγιὰ, *régime sec.*

D'autre part, si les ouvrages classiques modernes sont à peu près muets sur ce sujet, les annales de l'art renferment des données propres à confirmer dans les errements suivis dans l'antiquité la plus reculée. C'est ainsi que, dans les *Transactions médicales de Londres*, sir George Baker rapporte l'histoire d'un nommé « Wood, meunier « à Bellericay, qui était parvenu à se guérir « d'une énorme corpulence par un régime « particulier, dont un des points essentiels « était de *ne point boire.* » De son côté, Sainclère (1) formule avec précision les principes qui régissent l'entraînement des boxeurs anglais :

« Quant aux moyens, dit-il, par lesquels on
« dresse les élèves, c'est, au fond, par une
« grande sobriété, par des exercices gradués,
« fréquemment réitérés, et toujours pris dans
« un air aussi pur que possible ; c'est par des
« frictions, des bains froids, une grande pro-
« preté, qu'on réussit, et en très - peu de
« temps, à les rendre tels qu'on les désire ;
« mais on commence par les évacuer ; on
« leur donne deux ou trois émétiques ; on les
« purge deux ou trois fois,... après quoi on
« ne leur permet que *très-peu de boisson.* »

Un peu plus loin, le Dr Debout ajoute :
« Parmi les auteurs qui se sont occupés de la
« matière, Galien dans l'antiquité, dans les
« temps modernes Sainclère, et après lui
« Dancel, sont ceux qui insistent le plus ex-
« plicitement sur la diète de l'eau. »

Ainsi que l'a dit plus haut le Dr Debout,

(1) *Principes d'hygiène* de Sainclère, traduit par Odier, Genève, 1810.

les notes de Galièn et de Sainclère ne font que venir en aide à la certitude de mon système. Il en est de même, du reste , du travail de ce regretté confrère, travail sur lequel j'aurai l'occasion de revenir.

Avec les éléments graisseux qui se trouvent dans les végétaux, il y a ici beaucoup plus d'eau que dans la chair animale, aussi faut-il tenir compte de cette quantité d'eau dans les végétaux, lorsqu'il s'agit de diminuer l'embonpoint d'un homme auquel il faut bien permettre, lui qui est omnivore, l'usage de quelques végétaux. J'ai remarqué qu'il est avantageux pour lui de prendre de préférence ceux qui sont moins aqueux que les autres. J'ai constaté que les épinards, l'oseille, les choux, les choux-fleurs, contrariaient plus l'effet du traitement anti-obésique que les pommes de terre cuites à la vapeur ou frites.

Il est impossible de diminuer l'embonpoint d'une personne qui boit beaucoup.

Nous avons dit que si l'on nourrit un animal d'une substance très-nutritive, de viande maigre avec peu de boisson, il ne deviendra jamais surchargé de graisse. L'on peut me rappeler qu'on engraisse des porcs avec de la viande de chevaux que l'on a conduits à l'abattoir et ordinairement maigres. Je répondrai qu'on leur donne en même temps beaucoup à boire, et ici il y a un fait bien remarquable : c'est que la couche de lard des porcs ainsi engraissés est molle, et s'en va promptement en eau, comme disent les charcutiers qui l'estiment moins, et la payent moins cher que celle des animaux engraissés avec les farineux. Evidemment ce n'est pas ici la chair mangée par les cochons qui a fait leur lard si mou, si aqueux, ce doit être l'eau qu'ils ont bue en très-grande quantité.

On objecte à mon système ce fait que les bouchers et les bouchères présentent beaucoup de cas d'obésité, parce qu'ils se nourrissent *principalement de viande.*

Les bouchers mangent de la viande et beaucoup de légumes, et les bouchères, en général, préfèrent les légumes à la viande.

On a dit encore qu'ils prenaient, les uns et les autres, leur embonpoint dans l'atmosphère remplie de miasmes animaux nutritifs au milieu desquels ils vivent.

On a avancé qu'il en était ainsi des cuisiniers, souvent obèses, parce qu'ils vivaient pour ainsi dire de la vapeur soi-disant nutritive qui sortait des casseroles dans lesquelles ils préparaient les mets. Ce sont des suppositions sans fondement.

D'abord, physiquement, on ne peut expliquer ce mode de nutrition que nos sens ne peuvent saisir. On a cité à cette occasion (bien à tort) ce fait que Boile, étant un jour occupé à piler de la coloquinte dans son laboratoire, reçut la visite de trois amis qui s'en retournèrent purgés tous trois comme s'ils avaient pris médecine. Ils n'avaient cependant fait que respirer un air saturé de poudre de coloquinte. On aurait pu dire encore *qu'après un séjour de quelque durée* dans une chambre où l'on est exposé aux émanations de l'essence de térébenthine, cette dernière substance donne bientôt des signes comme quoi on l'a absorbée en quantité quelconque. Mais, dans ces cas, ce sont des corps palpables que l'on a absorbés par une voie ou par une autre et saisissables à l'analyse.

Tandis qu'il est tout à fait impossible de trouver dans l'atmosphère que respirent habituellement les bouchers et les cuisiniers, les prétendus miasmes nutritifs qui feraient engraisser.

Avant que de nier un fait rapporté dans tous les ouvrages sur la matière, je l'ai étudié sérieusement et j'ai fait beaucoup de recherches à ce sujet. Pour ce qui regarde les bouchers, j'ai trouvé qu'il y a environ sept cents boucheries à Paris, ce qui donne sept cents maîtres bouchers. Chaque boucherie occupe en moyenne trois garçons *étaliers*, au total plus de deux mille, qui coupent par morceaux la viande aux consommateurs. *Les maîtres bouchers à Paris, ne* sont pas assidûment à leur boutique; on peut dire qu'il y en a qui n'y sont jamais, d'autres qu'accidentellement. Les garçons

au contraire, y sont constamment occupés à
manier, à servir la viande ; et cependant la
plupart de ces derniers sont d'une maigreur
prononcée, et pas un parmi eux, qui sont au
nombre de plus de deux mille, n'est très-
gras. Les maîtres bouchers sont, au contraire, plutôt généralement gras que maigres ; mais il serait difficile de trouver dans
leur nombre de sept cents, plusieurs d'entre
eux qui seraient gênés par la graisse. Ce
sont, en général, des hommes d'une forte
corpulence, très-musclés, avec une certaine
quantité d'embonpoint ; ce sont des hommes
naturellement d'une constitution solide, autrement ils ne pourraient exercer un état
qui exige beaucoup d'exercice dans le jour
et veut que le maître boucher quitte son lit au
moins une fois chaque nuit pour recevoir sa
viande arrivant de l'abattoir. Un homme
malingre ou avec quelque organe défectueux
ne tiendrait pas longtemps à ce genre de vie,
tandis que le boucher solide, bien nourri,
ne peut, dans cette condition, que voir toutes
les parties de son corps profiter et augmen-

ter, mais les miasmes nutritifs de sa boucherie n'y sont pour rien.

Si les émanations de la viande nourrissaient, engraissaient, il me semble que les garçons bouchers, spécialement occupés dans les abattoirs à égorger et à diviser en grosses pièces les animaux, devraient bien plus subir cette influence, eux dont la vapeur du sang tout chaud leur monte jusqu'à la figure. Il n'en est cependant rien. J'ai visité l'abattoir situé avenue Trudaine, appelé abattoir Montmartre, le plus important de Paris. Il y a quatre cents garçons bouchers occupés à tuer. Ils sont forts, d'un certain embonpoint; les muscles des bras m'ont paru les organes les plus développés chez eux ; mais aucun n'est obèse, quoiqu'ils soient, ainsi que nous l'avons dit, exposés à l'absorption de prétendus sucs nutritifs des viandes.

Pour ce qui concerne les cuisiniers et les cuisinières, ils sont en général, très-gras, et parmi eux, il y en a beaucoup d'obèses, et ces derniers sont ceux dont les fourneaux

sont placés dans des caves ou au fond d'ha-
bitations où l'air extérieur pénètre en petite
quantité. Mais leur surabondance de graisse
ne provient nullement de prétendues émanations nutritives des viandes, mais bien de
la vapeur humide, chaude, au milieu de laquelle ils vivent et de la grande quantité de
boisson qu'ils absorbent chaque jour, car il
est connu que les cuisiniers boivent plus
qu'ils ne mangent. On peut tenir le même
raisonnement pour les charcutiers, dont
beaucoup sont très-gras et dont le laboratoire est dans des caves ou des arrière-bou-
tiques avec peu d'air extérieur.

C'est donc une erreur d'avancer que l'on
peut se nourrir et engraisser au moyen des
émanations provenant des viandes.

Le vin est tonique, et il y a beaucoup de
marchands de vin gros et gras. Cependant
il n'est jamais venu à l'idée de qui que ce
soit de dire que l'embonpoint de ces marchands provenait des émanations de ce liquide. Il est trop notoire que l'obésité dont
un grand nombre d'entre eux est affecté

provient de la grande quantité de liquides qu'ils boivent, soit de vin, de bière, de cidre, d'eau ou de liqueurs.

Chaussier a rapporté dans ses leçons, le fait d'un homme qui ne pouvait plus avaler aucune espèce d'aliment, et qui a prolongé son existence de plusieurs jours en respirant souvent la vapeur de pain chaud. C'est ainsi, dit-on encore, que le philosophe Démocrite soutint son existence pendant trois jours.

Ces observations, selon moi, prouvent que ces malades, pendant les derniers jours de leur existence, ont respiré la vapeur de pain chaud et voilà tout. Il est impossible de partir de ces faits, et tels qu'ils sont rapportés, pour en tirer la conséquence que l'on peut se nourrir de la vapeur du pain. Je croirais bien plutôt à la vertu nutritive de la vapeur d'eau, et ce ne serait qu'en prenant ce biais, c'est-à-dire en supposant que du pain employé dans cette expérience, il sortait une vapeur considérable qui n'était que de l'eau et dans laquelle il eût été impossible de trouver un miasme nutritif, mais bien quelques corps organiques propres à la nutrition et tels qu'il s'en trouve dans la vapeur d'eau. Que de malades dont la fin de la vie semble imminente et qui résistent à la mort encore plusieurs jours, sans rien avaler ni rien respirer de prétendu nutritif!

Le célèbre Moscagni attribuait son grand embonpoint au séjour prolongé qu'il faisait à l'amphithéâtre; et l'on a écrit que le séjour de ce lieu favorisait le développement de l'embonpoint. Le contraire est bien plus vrai. Les faits sont là pour le prouver. Il ne peut y avoir que quelques exceptions à cette règle.

Le médecin est bien obligé, quelquefois, de parler le langage du monde au milieu duquel il vit. S'il vient à dire de quelqu'un gros et gras : *Cela n'est pas étonnant, il fait si bonne chère!* il ne croira pas, comme le commun, que cet homme mange beaucoup de chair, il se tromperait fortement. Ce que l'homme gros et gras dépense le moins, c'est de la chair, et quand il en mange, c'est quand elle a subi des préparations,

quand elle est bien assaisonnée. Les bonnes
sauces lui font manger la viande; les légumes bien préparés, les entremets et les
bons vins, voilà ce qui constitue la bonne
chère des viveurs ; voilà ce qui les rend gros
et gras.

Je n'ai pas expliqué comment il se peut
que les bouchères, qui sont d'un fort embonpoint, ont pu engraisser ainsi sans que l'on
soit obligé d'admettre la prétendue atmosphère nutritive au milieu de laquelle elles
vivraient. Les grosses bouchères ont acquis
leur embonpoint, parce qu'elles mangent
peu de viande, et vivent principalement de
légumes; parce qu'elles boivent beaucoup et
ne prennent aucun exercice. Depuis quinze
ans que je m'occupe généralement de diminuer l'embonpoint, je n'ai soigné, à Paris,
que peu de bouchers mais beaucoup de
cuisiniers et de cuisinières pour leur obésité.

De ce qui précède je pense que l'on
peut conclure que la graisse qui se trouve
au milieu de nos organes, en quantité

plus ou moins grande, y a été produite
par :

1° L'alimentation qui en contenait de
toute formée ;

2° Par les éléments graisseux, tels que
l'amidon, le sucre, etc., contenus dans l'a-
limentation, et qui ont subi la transformation chimique nécessaire pour arriver à former de la graisse ;

3" Par l'eau introduite par les voies diges-
tive, respiratoire et perspiratoire, laquelle
eau sous l'influence de la puissance de l'organisme a été décomposée, pour que son
hydrogène entre dans la formation de la
graisse.

C'est d'après ces principes que j'ai établi les
préceptes pour diminuer l'embonpoint outré
que l'on va voir dans le chapitre suivant.

Les plantes n'ont pas grande sensibilité ;
elles ne sont pas susceptibles de se déplacer ;
il est alors facile de leur imposer un régime
alimentaire et de les soumettre à un climat
qui puisse apporter de grandes modifica-
tions dans leur conformation.

Les animaux n'ont pas la sensibilité de l'homme; les impressions morales durent peu chez eux. Aussi peut-on facilement les soumettre à une alimentation spéciale, choisie parmi les substances dont ils se nourrissent habituellement, sans apporter de trouble dans les fonctions de la digestion, de la réparation du corps, qui se font bien, en général chez eux.

Il n'en est pas de même de l'homme à l'état de civilisation. Son organisation n'est pas aussi bonne, aussi parfaite que celle des animaux. Les fonctions de la digestion s'opèrent, chez lui, avec plus de susceptibilité. Son estomac a de véritables habitudes, dont il est obligé de tenir compte sous peine de voir ses digestions imparfaites. C'est bien à cet état de civilisation qu'il doit cette imperfection physique, cette susceptibilité nerveuse qui trouble les fonctions végétatives; car mille exemples prouvent que l'homme non civilisé s'acquitte toujours bien de ces fonctions. Et l'on peut, comme on le fait pour les animaux, le soumettre à un régime en-

graissant, par exemple, qui n'est pas prati-
cable pour nous.

Les marchands d'esclaves de l'Orient vont
en Géorgie et en Circassie chercher des
filles aux traits les plus beaux, mais qui
sont d'une grande maigreur, due à une extrême misère. Aussitôt qu'elles sont en la
possession de ces négociants, on les tient
enfermées pendant un certain espace de
temps pendant lequel on les plonge souvent
dans des bains chauds; on les fait beaucoup
boire et manger des pâtes pour les engraisser, et elles engraissent promptement. Lorsqu'une jeune Algérienne est sur le point de
se marier, il est d'usage de l'engraisser pendant les quarante jours qui précèdent son
mariage. Alors on l'empêche de sortir; on
la tient dans une chambre obscure et fraîche; on lui donne beaucoup à boire, et on la
fait dormir le plus possible. A minuit, sa
mère la fait lever pour l'obliger à manger
du couscoussou et des boulettes, faites avec
des graines de plantes oléagineuses à peu
près semblables à celles qu'on donne aux

oies en Europe. Si son fiancé la trouve encore trop maigre au bout de quarante jours, les parents continuent le même régime pendant quinze nouveaux jours. Mais, je le répète, ce n'est que sur les animaux et les hommes non civilisés que l'on peut employer purement et simplement les moyens fournis par l'alimentation pour engraisser ou diminuer l'embonpoint.

De plus, nous ajouterons que l'alimentation ne constitue pas seule l'entretien de la vie et la réparation du corps ; elle n'en fournit pas seule les formes.

L'air que l'homme respire, les mouvements auxquels il se livre, ses habitudes, concourent beaucoup à la conformation de son être.

Aussi dans le traitement que nous allons exposer pour diminuer l'embonpoint, aurons-nous soin de tenir compte de toutes ces considérations, que nous exposerons avec *tous les détails minutieux que comporte un* tel sujet. Il s'agit d'appliquer une modification à l'organisme de l'homme civilisé.

CHAPITRE III.

TRAITEMENT DU TROP GRAND EMBONPOINT.

Partant des principes que nous avons exposés dans le chapitre qui précède, nous avons à nous occuper d'abord du régime alimentaire nécessaire à une personne qui veut perdre de son embonpoint.

L'homme emploie pour sa nourriture une grande quantité de substances tant végétales qu'animales. Il est probable qu'il n'était pas dans sa nature d'en user avec une si grande variété. Certains philosophes ont prétendu que la chair seule devait lui servir d'alimentation; d'autres, au contraire, ont voulu qu'il prît sa vie dans le régime végétal seul. Enfin, la plupart des naturalistes sont d'accord sur ce point, que l'espèce humaine est omnivore, c'est-à-dire qu'elle peut se nourrir de substances animales et végétales. Ce qui le prouve d'une manière certaine, c'est que nous avons réuni les deux espèces de dents que l'on trouve séparément, l'une chez les carnivores et l'autre chez les herbivores.

Ce qui frappe tout d'abord, en observant l'homme à l'état de civilisation où il est aujourd'hui, c'est de le voir si peu apte à découvrir ce qui lui est utile ou nuisible comme aliment. Ce n'est que par l'habitude, parce qu'on le lui a appris, qu'il sait que telle substance est bonne ou mauvaise à son alimentation; tandis que les animaux ont un instinct qui leur donne la faculté de discerner ce qui est propre à les nourrir. Le jeune cheval, le chevreau sauront, au milieu des différentes plantes qui couvrent la vallée qu'ils parcourent, choisir celles qui leur conviennent. Ce n'est qu'à l'état de domesticité, et lorsqu'ils manquent d'une nourriture suffisante, que nous voyons quelques animaux manger des substances qui leur sont nuisibles. Il y a lieu de croire que c'est à son

état de civilisation que l'homme doit d'avoir
perdu cet instinct que nous signalons dans
les animaux. Ce qui porterait à le penser,
c'est ce qui s'observe chez les sauvages et
les habitants des pays non civilisés. Ces êtres
humains refusent de manger ce qu'ils ne
connaissent pas.

On trouve encore dans certaines contrées
des paysans sans éducation aucune, qui sont
un peu dans ce cas-là. Ils flairent un aliment
qu'ils ne connaissent pas avant de le goûter ;
c'est avec une certaine méfiance qu'ils en
avalent tout d'abord un peu, et en suivant
avec beaucoup d'attention les effets qui vont
se produire en eux. Ils seraient plus heureux
d'avoir leur alimentation ordinaire. Si, par
suite des circonstances, ces paysans se trouvent transportés dans des contrées plus ou
moins éloignées, et que les hasards de la fortune les aient mis à même de se faire servir
les mets les plus recherchés dans le monde civilisé, il est très-commun de voir de ces hommes nourris d'abord dans leur jeune âge, de
mets grossiers, désirer encore ces derniers

mets, s'en faire préparer exprès, pour leur
grande satisfaction. Tant est forte l'influence
de l'habitude dans l'alimentation. Un général
russe que j'ai eu l'occasion de traiter pour
son extrême embonpoint m'a rapporté un
fait qui prouve toute l'importance de cette
influence. Il y a dans l'armée russe un bataillon composé de Samoyèdes et d'autres
hommes provenant des bords de la mer
Blanche qui habitent sous des *yourtes* et ne
vivent que de sang de phoque et de poisson
le plus souvent fumé et mal fumé. Ces hommes arrachés à la vie la plus pénible, la plus
malheureuse qui soit donnée à l'espèce humaine, ces hommes transportés dans les différentes villes de l'empire pour y tenir garnison, fournissent les cas les plus nombreux
de nostalgie qu'il y ait dans l'armée russe.
Il arrive qu'une mélancolie générale s'em-
pare de tout le bataillon. Alors l'autorité supérieure fait venir des bords de la mer
Blanche des barils remplis de poisson fumé
qui fut la nourriture première de ces hommes. Dès les premiers jours l'usage de cet

aliment remet la gaieté dans le bataillon. Et cependant quel aliment! Ce même général me disait qu'il a vu arriver à Saint-Pétersbourg un chargement de ces barils remplis de poisson mal fumé destiné aux Samoyèdes. Ce convoi infectait l'air dans son parcours.

Le prix de la viande de boucherie a tellement augmenté en France depuis quelques années que des esprits philanthropes ont songé à faire admettre dans notre alimentation ordinaire plusieurs substances azotées qui jusqu'ici n'avaient pas été vues sur nos tables. Telle est la viande de cheval. C'est grâce, il faut le dire, aux efforts incessants de M. Decroix, vétérinaire de l'armée de Paris, que l'on doit l'établissement dans cette dernière ville, de plusieurs boucheries où l'on débite exclusivement les portions du cheval les plus aptes à notre consommation. D'un prix bien inférieur à la viande de bœuf, celle du cheval, sous le rapport de ses qualités nutritives devrait lui être préférée, car ses parties charnues, autrement dit musculeuses, sont composées de fibres plus serrées et

contiennent entre elles moins de tissu cellulaire et gélatineux que celles du bœuf. Mais
cette disposition si serrée des fibres charnues
rend cette viande ferme et dure. Cependant
il est possible de lui faire perdre de cette dureté et d'en préparer des mets très-sains et
très-réparateurs.

La viande de cheval donne un bouillon
très-riche en éléments nourriciers qui est
d'un grand secours aux pauvres et aux ouvriers chargés de famille. L'établissement
des boucheries de viande de cheval est une
bonne fortune pour eux. Ils pourront maintenant avec une très-petite dépense se procurer un aliment nécessaire pour donner la
force au corps et entretenir la santé.

Cette viande bien préparée mérite de
faire habituellement partie du *menu* des
Français, ce qui arrivera dans un temps
donné principalement pour ceux du nord,
du nord-est, du nord d'ouest et du milieu
de la France. Je n'en dis pas autant pour
ceux qui habitent la Provence, l'ancienne
Gascogne, etc. Les hommes de ces dernières

contrées méridionales sont moins portés que ceux du nord à se nourrir de grosses viandes, à cause sans aucun doute qu'ils possèdent moins de forces digestives que les hommes du Nord.

Je viens de dire que ce sera dans un temps donné, ou à la longue, que l'on mangera du cheval. En effet, ce n'est que peu à peu que le monde se décide à prendre pour aliment une substance animale dont il n'a pas l'habitude de se nourrir. Il y a toujours une odeur spéciale, qui, quoique capable de paraître agréable plus tard, peut d'abord occasionner de la répugnance parce qu'on n'est pas accoutumé à la sentir. Certaines personnes portent cette répugnance si loin pour tout aliment qu'elles n'ont pas l'habitude de prendre, que l'*idée* seule d'en avoir mangé sans s'en douter peut occasionner une indigestion.

En Normandie les chèvres sont rares. Leur chair est un aliment qui n'y est pas connu. Un jour, dans cette province, un oncle montrant à son neveu quelques chèvres et chevreaux dont il était propriétaire, lui dit : A quelques jours je te ferai goûter du gigot d'un de ces chevreaux. Le neveu répondit qu'il ne pourrait en manger parce qu'il éprouvait une véritable répugnance pour ce genre d'aliment. A quelque temps de là le neveu revint faire visite à son oncle qui le garda à dîner. Ainsi qu'il se l'était promis il lui fit manger du chevreau que le jeune homme trouva excellent, le prenant pour de l'agneau. L'oncle put lui dire, qu'il s'était fait une fausse idée de la viande de chevreau puisqu'il venait d'en manger avec plaisir. Et on apporta sur la table la tête, encore garnie de sa peau, du chevreau qui avait été sacrifié. Aussitôt le jeune homme fut pris de malaises, puis de vomissements violents et d'autres accidents encore qui né-cessitèrent l'appel d'un médecin. Le sujet de cette observation était un paysan sans éducation et nous avons dit combien les gens de la campagne non instruits sont sus-ceptibles et méfiants à l'endroit des ali-ments qu'ils ne prennent pas habituellement. Mais je le repète, il est à désirer, pour la santé du peuple, pour notre santé en général, que nous prenions l'habitude de manger de la viande de cheval.

L'homme étant omnivore, il lui est loisible de prendre son alimentation ou dans le règne animal ou dans le règne végétal. Cependant, l'on s'accommode plus facilement de tel régime, végétal ou animal, selon les âges de la vie, selon les saisons et les climats.

Il nous est donné de pouvoir choisir parmi la foule des substances alimentaires de l'homme, un certain nombre de ces substances et d'en proscrire beaucoup d'autres, pour arriver à un but quelconque, pour constituer ce qu'on appelle un régime, et cela, sans que la santé de la personne qui se soumet à ce régime, provenant de ce choix, puisse en éprouver quelque atteinte. Nous userons de cette faculté pour le traitement du trop grand embonpoint, mais en ayant soin d'indiquer les précautions qui sont nécessaires pour ne pas apporter de troubles dans les fonctions digestives. Nous diviserons d'abord les aliments les plus habituels de l'homme en substances qui sont très-aptes à produire de la graisse, et en substances qui sont plus ou moins privées de cette vertu.

En faisant cette division, nous tiendrons compte et de la quantité de graisse ou d'éléments graisseux que les substances alimentaires contiennent, et de la proportion d'eau qui est en elles.

Je vais tracer ici simplement un tableau indispensable pour mon système; et l'on doit bien se garder d'en conclure que, pour diminuer l'embonpoint, il soit nécessaire de complétement proscrire les substances classées comme propres à produire beaucoup de graisse. Sous notre climat tempéré, il faut, pour conserver la santé, une nourriture tempérée, c'est-à-dire végétale et animale, et, pour notre but, simplement modifiée selon les indications. L'on prescrira donc à une personne surchargée de graisse, de vivre principalement de substances riches en azote, et telle est la nourriture animale, et de prendre très-peu d'aliments végétaux, et, parmi ceux-ci, les moins aqueux. Agir autrement, c'est-à-dire nourrir quelqu'un exclusivement de viande pendant un certain temps, serait, *in ære gallico*, s'exposer à compromettre la santé; car ce genre d'alimentation fatiguerait l'estomac, l'ennuierait, et finirait par le rendre malade.

D'un autre côté, il est bon de se rappeler que l'ampleur de la cavité gastrique est toujours en rapport avec la masse d'aliments que l'estomac est habitué à recevoir. Les gros mangeurs portent presque toujours le bord inférieur de cet organe jusqu'au-dessous de l'ombilic. Et tous les obèses, toutes les personnes très-grosses mettent beaucoup de choses dans leur estomac, tant solides que liquides. Ils aiment à se nourrir de substances peu nutritives et par conséquent présentant un gros volume. Ils ont donc la capacité de l'estomac très-grande.

Il pourrait y avoir quelque inconvénient à les nourrir tout d'un coup, sous un petit volume, ou d'aliments qui ne rempliraient qu'une petite portion de la cavité gastrique.

Plusieurs physiologistes, en s'occupant des causes qui peuvent donner lieu au sentiment de la faim, l'ont attribuée à la vacuité de l'estomac. Le besoin impérieux de manger est, disent-ils, produit par le froissement des parois internes de cet organe les unes contre les autres : ce ne sont que des suppositions. Tout ce que l'on peut dire, à ce sujet, c'est que l'estomac est bien le siége de la faim, puisque c'est là seulement qu'on sent le besoin de manger, et que c'est seulement en y introduisant des aliments que l'on satisfait ce besoin. Cependant, tout en reconnaissant qu'il ne serait pas sans inconvénient de nourrir tout d'un coup sous un petit volume un homme dont l'estomac a acquis une grande ampleur, par suite de l'habitude d'y ingérer une grande masse d'aliments, l'on peut lui prescrire une alimentation qui satisfait son appétit, tout en laissant encore un vide assez grand dans la cavité gastrique.

J'ai donné des soins à un homme qui avait maigri de plus de 50 livres et ses organes digestifs avaient encore leur ampleur habituelle. Il m'est arrivé de recevoir la visite de cet homme alors qu'il venait de déjeuner avec une tranche de saumon grillé, 250 gr. de beefteck, 250 grammes de pommes de terre frite, 50 grammes de fromage de Roquefort, une demi-bouteille de vin sans eau, une demi-tasse de café avec un petit verre d'eau-de-vie. Je percutai son ventre : tout le centre épigastrique, depuis le bord de l'os sternum jusqu'à 4 centimètres au-dessus de l'ombilic, résonnait comme si j'eusse frappé sur un tambour. Il y avait là un grand vide que n'avaient pas comblé les aliments qu'il venait de prendre et qui occupaient seulement le bas-fond de l'estomac. Et cet homme, loin de souffrir de ce vide, sentait sa faim satisfaite, avec le bien-être de celui qui digère bien. Cependant, il aurait pu, me disait-il, *manger plus qu'il ne l'avait fait.*

J'ai eu à traiter un obèse qui mangeait énormément. Pour sa nourriture quoti-

dienne, il lui fallait 3 à 4 livres de viande,
autant de légumes et de pâtes de toutes sortes,
avec 7 à 8 litres de liquides dans lesquels
l'on comptait toujours deux bouteilles de
vin de Bordeaux et une de Champagne. Une
bouteille de rhum ne lui suffisait jamais pour
un jour, quoiqu'il bût, en outre, de l'eau-
de-vie, de la liqueur de genièvre, de chartreuse, etc. Je me serais bien gardé d'ordonner à cet homme, complétement obèse,
de vivre tout d'un coup d'aliments très-azotés et par conséquent sous un petit volume,
et de boire peu tout aussitôt le commencement du traitement. Ce ne fut que peu à peu
que je le réduisis sur les légumes et sur la
boisson. Je donnai le temps à l'estomac de
s'habituer à ce genre d'aliments et de se ré-
tracter.

Il peut arriver que l'on soit appelé à traiter des personnes qui n'ont jamais mangé de
viande ni bu de vin ; il est assez commun
que l'on ait affaire à un obèse qui ne mange
presque jamais de viande, et seulement alors
que celle-ci a subi une préparation qui atté-

nue ses qualités nutritives. C'est habituellement chez les jeunes personnes que l'on rencontre ces cas où il faut une grande pru-
dence pour avoir du succès.

L'estomac qui n'est point habitué à recevoir uue alimentation, en majeure partie
animale, s'en trouverait fort mal, si on la lui
donnait aussi subitement et non graduelle-
ment.

Les personnes qui ont fait complétement
maigre pendant les six semaines de notre
carême, se trouvent souvent incommodées
des premiers repas qu'elles font, à Pâques,
en mangeant principalement de la viande.
Elles ont au moins des digestions laborieuses, accompagnées d'une fièvre plus ou moins
forte.

J'ai soigné pour l'obésité une demoiselle
hollandaise âgée de vingt ans, qui n'a-
vait jamais mangé de viande ni bu de vin,
même coupé avec de l'eau, et dont le thé
était la boisson habituelle. Elle était à peine
réglée ; ses lèvres étaient pâles, ses oreilles
diaphanes. Elle saignait facilement aux gen-

cives. C'était une chétive constitution d'une grosseur démesurée. Evidemment, son estomac et par sa conformation physiologique et par son habitude de ne digérer que des légumes et des pâtes, n'aurait pu de prime abord digérer un beefteck ou une côtelette sans occasionner du trouble dans l'économie. Je procédai donc comme je l'ai dit plus haut ; petit à petit je l'amenai à se nourrir principalement de viande et à boire du vin pur. Je crus devoir, dans cette circonstance, avoir recours aux toniques. Je lui conseillai de faire en même temps usage du vin de quinquina, en petite quantité d'abord, c'est-à-dire que je commençai par lui en faire prendre un demi-verre à vin de Bordeaux tous les matins seulement ; j'augmentai ensuite la dose.

Lorsque l'on connaît la manière dont la digestion de plusieurs aliments ingérés dans l'estomac s'opère, l'on est d'abord étonné des phénomènes qu'occasionne l'alimentation animale chez une personne qui n'a pas l'habitude de s'en nourrir. Car l'on sait que parmi les substances animales et végétales que nous prenons dans un repas, c'est la viande qui est digérée la première, quoiqu'elle n'ait été mangée qu'après la soupe, après les légumes. C'est elle qui est la première chymifiée et déjà transformée en chyle dans les intestins, alors que les légumes n'ont pas encore subi l'influence du suc gastrique. On ne peut cependant pas dire que la viande se digère plus facilement que les végétaux ; car nous voyons que les personnes faibles, les peuples qui habitent des contrées du globe où la chaleur énerve les organes, y compris l'estomac, ne mangent pas de viande, ou très-peu, alors que les gens du Nord, dont le corps est solidifié par un froid presque continuel, en vivent à peu après exclusivement.

Il faut que la viande ingérée dans l'estomac soit promptement digérée, autrement elle occasionne un trouble dans l'appareil digestif que n'y apportent pas les légumes qui y peuvent stationner longtemps, c'est-à-dire deux jours, trois jours et plus. Richerand, dans sa Physiologie, rapporte l'histoire d'un homme employé au ministère de la guerre, qui, un dimanche, mangea du melon. Le dimanche suivant, il fut pris d'une envie de vomir, et rendit le melon qu'il avait mangé huit jours auparavant. Pendant ce temps, il n'avait pas cessé de vaquer à ses occupations; il avait eu les mêmes habitudes, il avait mangé comme à l'ordinaire, et les aliments qu'il avait pris avaient passé sur le melon, resté sans doute dans le grand cul-de-sac de l'estomac.

La viande irrite donc plus que les légumes l'appareil digestif qui a besoin d'un certain degré de force pour la digérer, force qu'il faut chercher à lui procurer dans le cas où il n'aurait pas l'habitude d'en recevoir.

Il est à désirer que celui qui suit le régime anti-obésique ne mange point dès le matin ; qu'il cesse de prendre alors du café au lait, ou du potage, ou de la soupe, s'il en a l'habitude. *On a dit que le chocolat avait la vertu* de rendre l'embonpoint stationnaire. C'est un avantage que, d'après les éléments qui le composent, on ne peut lui accorder ; et je n'en parlerais pas si Brillat-Savarin, que l'on peut citer à cause du succès de son livre (1), ne l'avait répété. Cet auteur a encore dit : « Que tout homme qui aura bu quelques traits de trop à la coupe de la volupté ; que tout homme qui aura passé à travailler, une portion notable du temps que l'on doit employer à dormir, que tout homme d'esprit qui se sentira temporairement devenu bête, que tout homme qui trouvera l'air humide, le temps long, et l'atmosphère difficile à porter, que tout homme qui sera tourmenté d'une idée fixe qui lui ôtera la liberté de penser, que tous ceux-là, disons-nous, s'administrent un bon demi-litre de chocolat ambré, à raison de 68 ou 72 grains d'ambre par demi-kilogramme, et ils verront merveille. »

Brillat-Savarin parlait ainsi du mélange de l'amande de cacao grillée, avec le sucre, la cannelle unis à l'ambre, et nullement de la

—————

(1) *Physiologie du goût*. Paris.

plupart des chocolats qu'on emploie actuel-
lement, qui sont composés, en grande partie, de sucre et de n'importe quelle fécule,
avec plus ou moins d'huile ou d'une graisse
quelconque, pour remplacer le beurre de
cacao. Ce dernier genre d'aliment doit être
proscrit du régime anti-obésique. Du reste,
je dirai comme Richerand, qu'on aurait bien
grand tort de prendre au sérieux les préceptes que ce spirituel écrivain (Brillat-Savarin)
a tracés, en se jouant, avec toute la gaieté
de son esprit et de son caractère.

Si une personne qui veut maigrir a l'habitude de prendre quelque aliment en se
levant, le matin, et qu'elle ne puisse s'en
priver sans malaises, sans souffrances, je
lui conseillerai de boire une demi-tasse de
café noir chaud, sucré comme on le fait habituellement, avec une biscote ou un peu
de pain grillé.

Le café noir joue un grand rôle dans mon
traitement du trop grand embonpoint. La
caféine, qui en est la base, est azotée, nour-
rissante et en même temps excitante. Cette

infusion peut ainsi, sans inconvénient, remplacer avec avantage un premier déjeuner. Je la conseille encore après le premier repas à la fourchette. Elle excite l'estomac qui a reçu un peu plus de viande que d'habitude et dont la digestion pourrait être laborieuse, d'où proviendrait, dans la journée, de la lourdeur à la tête. Cette boisson a souvent l'inconvénient d'empêcher plus ou moins le sommeil dans la nuit du jour où l'on en a pris pour la première fois. Il est excessivement rare qu'il en soit ainsi dès le second jour. Avec ce petit défaut, elle a la vertu de donner au cerveau beaucoup d'excitation, dont les personnes qui doivent maigrir se servent pour agir, pour employer activement un temps qu'elles passeraient peut-être, sans cette liqueur, dans l'inaction, voire même dans une somnolence plus ou moins complète.

Souvent il entre dans la préparation des mets pris dans le règne animal, des légumes, des sauces qui en changent la nature relativement au but que nous nous proposons. Nous sommes donc obligés d'établir notre tableau des aliments permis pendant le traitement anti-obésique, non-seulement d'après la quantité de graisse, d'éléments graisseux et d'eau qu'ils contiennent, mais encore d'après leur mode de préparation. Ce tableau sera fort court puisqu'il ne contiendra que des substances très-nutritives et privées de tous ces assaisonnements que l'art culinaire a inventés, qui ne sont bons que pour exciter à manger et surtout à boire, et en définitive à former de la graisse.

Mets que l'on peut permettre de manger à discrétion pendant le traitement anti-obésique.

BŒUF :

Le beefsteak grillé pris dans le vrai filet ou dans le faux-filet.

Le château-brillant (qui n'est qu'un beefsteak très-épais) grillé.

Le rosbif grillé.

L'aloyau grillé.

Le bœuf cuit dans la casserole en évitant de manger beaucoup de sauce.

Le bœuf cuit dans l'eau (le bouilli) quoiqu'il contienne moins de principes nutritifs que lorsqu'il est rôti.

MOUTON :

Côtelettes grillées.

Gigot cuit à la broche ou dans la casserole, en évitant de manger beaucoup de sauce, qui n'est que de la graisse dans ce dernier mode de préparation.

VEAU :

Côtelettes grillées simplement ou en papillotes.

Veau rôti à la broche.

Veau cuit dans la casserole en évitant de manger de la sauce.

VOLAILLE :

Le chapon, le poulet rôtis, en évitant de manger les parties grasses.

Le paon rôti.

Le pigeon rôti.

La pintade rôtie.

Le canard rôti.

Le suprême de volailles, en évitant de manger beaucoup de sauce.

GIBIER :

Le faisan rôti.

La bécasse, les bécassines rôties.

Le coq de bruyère rôti.

Les perdreaux rôtis.

Les gelinottes rôties.

Le lièvre rôti.

Le lapin rôti.

Le pluvier doré rôti.

La sarcelle rôtie.

Le râle de genêt rôti.

La caille rôtie.

L'ortolan rôti.

Les grives, merles et mauviettes rôtis.

Le gigot et le filet de chevreuil rôtis.

Les éléments qui prédominent dans la

plupart des poissons sont la gélatine, l'huile et l'albumine, mais la fibrine constitue presque entièrement les parties que nous mangeons des poissons de choix qui sont servis sur nos tables. Aussi est-il permis, dans le traitement anti-obésique, de se nourrir des poissons suivants :

La sole.

Le saumon cuit sur le gril.

La truite frite.

Le brochet à l'huile et au vinaigre.

L'esturgeon à l'huile ou rôti à la broche.

Le mulle-rouget frit.

La carpe frite, la perche frite et les goujons frits.

Les parties charnues du turbot et de la raie avec peu de sauce.

Les parties charnues des homards, des langoustes et des écrevisses.

Les huîtres, quoique contenant de la gélatine en assez grande quantité.

Les œufs sont des substances alimentaires qui tiennent le milieu entre la viande et les légumes. L'on peut en manger de temps en temps, principalement à la coque (1).

Nous avons dit qu'il était impossible de priver de légumes une personne qui suit le traitement anti-obésique ; tenant compte des préceptes que nous avons exposés précédemment, nous indiquerons la pomme de terre cuite dans sa peau, ou frite ou sautée, comme étant, de tous les légumes, celui qui produit le moins de graisse. Cette solanée sans condiment, seule, ne contient aucun principe de graisse ; mais, unie à un corps gras ou à un élément graisseux, elle devient apte à développer de la graisse. Je lui donne la préférence sur les asperges, les épinards, l'oseille, les choux-fleurs, les

(1) On ne peut pas absolument proscrire du régime anti-obésique l'huile à manger et le beurre. Il faut bien les employer comme condiments pour préparer les aliments proprement dits. Un ou deux grammes de beurre avec deux ou trois radis, quoique ne pouvant fournir que de la graisse, ne doivent pas être défendus à une personne qui aurait beaucoup de plaisir à les manger au repas du matin ou du soir ; car, je le répète, il ne faut pas entièrement priver l'estomac de ce qui lui plaît.

choux, les carottes et les navets, parce qu'elle contient moins d'eau que ces derniers.

Ensuite, la pomme de terre cuite dans sa peau ou frite, ou sautée, est généralement mangée avec plaisir, seule, ou accompagnant la plupart des viandes; mais, je le répète, il faut en manger peu.

Si l'on compare les lentilles et les haricots aux autres légumes dont nous faisons usage, on les trouve beaucoup plus riches qu'eux en fibrine végétale, en caséine végétale, c'est-à-dire en éléments nourrissants. Nous conseillons donc de prendre un peu de lentilles et de haricots. L'espèce dite *flageolets*, se servant habituellement avec moins de sauce que les autres, doit être préférée.

Il y a des personnes dont la joie de dîner serait troublée si elles ne mangeaient pas un peu de soupe, de potage. Je leur dirai que cette espèce d'aliment favorise considérablement *l'embonpoint, et que par conséquent* elles doivent en prendre le moins possible, si elles ne peuvent s'en abstenir

complétement, ce qu'elles devraient faire.
Il en est de même des plantes que l'on sert
en salade ; cependant, on peut sans inconvénient en permettre chaque jour une petite quantité, principalement de la chicorée
cultivée, parce qu'elle contient moins d'eau
que la laitue, la romaine, etc.

Les brioches, les macarons, les gâteaux,
les mets sucrés féculents doivent être proscrits de la table de ceux qui ont une disposition à trop engraisser ou qui veulent
perdre de leur embonpoint.

Ils mangeront le plus rarement possible,
et en petite quantité, du macaroni, et, en
plus petite quantité encore, des épinards,
de l'oseille, des choux-fleurs, des haricots
verts, des petits pois, des asperges, des ar-
tichauds cuits et crus.

Ils sauront que le traitement anti-obésique est très-contrarié par l'usage des
fruits crus, tels que melons, pistaches,
pastèques, poires, prunes, pêches, abricots,
groseilles, framboises, cerises. Tous ces
fruits sont en grande partie formés de mu-

cilage, de sucre et d'eau, substances adipo-
gènes.

Ils peuvent se permettre de manger quelques amandes sèches, des fruits secs, des
confitures et du fromage ferme, tels que le
roquefort, le gruyère, le hollande, etc.

Le pain fait la base de l'alimentation d'un
grand nombre de peuples. Il serait presque
impossible d'en priver les hommes qui ont
contracté l'habitude d'en manger. Ainsi
qu'il est préparé en France, avec de la farine de froment, d'orge ou de seigle, c'est
un aliment féculent qui contient un principe très-nourrissant, le gluten, qui se trouve
en plus grande abondance dans la farine
de la première de ces graminées, et de laquelle les personnes qui ne sont pas pauvres
font habituellement leur pain. Mais l'on
croit, dans le monde, que le pain le plus
blanc, fait avec la farine la plus fine, est
plus nourrissant que celui qui est moins
blanc. C'est une grande erreur. Les grains
de froment, en passant au moulin, sont
broyés en commençant par la partie corti-

cale, qui donne une farine jaune, parce qu'elle est unie à une petite portion de l'é-
-corce du blé qui fournit le son.

La seconde partie du grain, le centre même, donne une farine très-fine et très-blanche qu'on appelle la fleur de farine. C'est avec elle que l'on fait les pains de premier choix chez les boulangers. Mais cette fleur de farine est en grande partie composée d'amidon, qui se trouve constituer le centre du grain de froment, tandis que la partie corticale du même grain est le siége exclusif du gluten, ce principe nutritif du pain. C'est ce qui explique comment le pain fait avec la farine grossièrement blutée, provenant de cette dernière partie du grain, peut suffire à la nourriture de tant de gens qui ne sont pas favorisés de la fortune.

Les ouvriers, tels que les maçons, qui quittent des contrées arides pour venir travailler à Paris, croient d'abord trouver une alimentation suffisante dans le pain blanc de la capitale; ils sont bientôt désillusionnés. Ils en mangent beaucoup plus que de celui qu'il avaient dans leur pays; mais, pris seul, il leur donne d'abord un sentiment de plénitude qui disparaît bien vite pour faire place, de nouveau, au sentiment de la faim.

Ainsi que l'a expérimenté Magendie, les chiens qui se portent fort bien en mangeant du pain bis ou noir périssent lorsqu'on les met à l'usage exclusif du pain blanc de première qualité.

Le pain passe pour faire beaucoup de sang; il dispose, dit-on, à l'apoplexie. C'est une réputation qu'il ne mérite certainement pas. Si les grands mangeurs de pain ne prenaient pas, avec cet aliment, beaucoup de légumes, et s'ils n'absorbaient pas une grande quantité de liquides, ils ne seraient pas aussi gros, aussi lourds qu'ils le sont. Il est à remarquer que les personnes qui aiment beaucoup le pain mangent de la viande en petite quantité et le moins souvent possible; aussi disent-elles qu'elles ne comprennent pas comment elles sont si grosses et si incommodées du sang, alors qu'elles mangent si peu de viande.

J'ai été, pendant quelque temps, le médecin d'un homme presque obèse, alors dans la force de l'âge, avec lequel j'ai déjeuné et dîné plusieurs fois. J'ai vu qu'au premier de ses repas il mangeait un pain de deux livres entièrement avec un peu de viande et des légumes. Au dîner, il avait besoin de la même quantité de pain, mais peut-être d'un peu moins des autres aliments qu'au repas du matin. A l'un et à l'autre, il ne pouvait se passer de fromage, parce que, disait-il, ce mets le faisait boire. Ce n'est pas qu'il eût besoin d'excitant pour cela, mais c'est parce qu'il y trouvait son plaisir et qu'il cherchait les moyens de le faire durer.

En effet, cet homme absorbait chaque jour quatre ou cinq litres de liquides, eau et vin compris. Il dormait souvent dans le jour à son bureau, et le soir, après avoir dîné, il s'abandonnait encore au sommeil. Sa femme craignait beaucoup une attaque d'apoplexie chez lui. Elle me parlait souvent de le saigner. Je n'en voyais point la nécessité; mais je conseillai à cet homme de manger moins de pain, croyant alors, comme beaucoup de monde, que sa pléthore venait de cet aliment; il se réduisit à une livre par jour.

Il remplaça ce qu'il prenait en moins de pain par des pommes de terre en robe de chambre, à la mode des Anglais; mais il continua de boire beaucoup; aussi son état ne changea pas, et ayant éprouvé une perte considérable dans son commerce, il fut frappé d'une congestion cérébrale avec hémorrhagie, à laquelle il survécut quelque temps paralysé, puis il finit par succomber.

Pendant les premières années que je m'occupais spécialement de combattre l'obésité, je conseillais de manger le moins possible de pain. J'ai observé que ceux qui dépassaient mes ordres sous ce rapport, et qui suivaient bien le régime d'ailleurs, maigrissaient, tandis que ceux qui, tout en ne mangeant que peu de pain, ne suivaient pas exactement mes autres prescriptions, ne perdaient point leur embonpoint. Je suis arrivé à reconnaître que le pain n'engraisse que comme les autres aliments féculents, amidonnés, dont il en a à peu de chose près les éléments constituants, sauf l'eau qui s'y trouve en plus grande proportion. Le pain frais contient de 35 à 45 pour 100 d'eau, et seulement de 25 à 35 lorsqu'il est rassis.

L'embonpoint des grands mangeurs de pain doit être attribué aux liquides et principalement à l'eau qu'ils absorbent en grande quantité, laquelle agit une partie physiologiquement, et l'autre chimiquement.

L'eau et les autres liquides, pris en grande quantité, en même temps que le pain, favorisent le développement de la graisse chez l'homme, de la même manière que ces liquides agissent sur les herbivores quand on leur en donne également une grande quantité avec leur fourrage sec (1).

On peut permettre 500 grammes de pain par jour, aux personnes qui veulent maigrir, sans crainte que cette quantité s'oppose aux effets du traitement.

(1) Observation de MM. Leuret et Lassagne, rapportée page 79.

D'après l'énumération que nous venons
de faire des mets que peut manger une personne qui suit le régime anti-obésique, et
dont elle doit user jusqu'à ce que son appétit soit satisfait, l'on peut dire que, en ce qui
concerne l'alimentation solide, ce régime
n'entraîne réellement pas de grandes privations. Je sais que le mode de préparation
des mets cités plus haut n'est pas celui que
préfèrent les gastronomes, à cause de sa
simplicité ; mais le plus grand nombre de
ceux qui désirent perdre de leur embonpoint
se soumettent sans grands efforts à ce genre
d'alimentation.

Le désir de boire est plus impérieux que
le besoin de manger. Il est plus facile de
déterminer quelqu'un à se modérer dans son
manger, à se priver de tel aliment, que de
l'empêcher de boire beaucoup s'il en a l'habitude.

Aussi la boisson est-elle la pierre d'achop-
pement dans le traitement anti-obésique.
Celle dont les femmes abusent le plus, en
général, est l'eau. Elles en boivent peu à

leur repas, deux verres, trois au plus, souvent coupée avec du vin ; mais elles en prennent beaucoup trop entre les repas, soit pure, soit mêlée avec des sirops ou des liqueurs. Je parle des grosses dames, car il n'y en a pas de chargées d'un embonpoint prononcé qui n'aiment beaucoup les liquides. Et il y en a qui portent cette passion à un degré exorbitant. J'ai vu la femme d'un marchand, à Paris, âgée de vingt-deux ans, obèse, qui buvait de 16 à 18 litres de liquides par jour. L'eau rougie était sa principale boisson, qu'elle prenait habituellement dans une soupière.

Afin d'arriver à détruire l'obésité de cette dame, et sur mes conseils, son mari voulut réduire peu à peu cette énorme quantité de boisson qu'elle prenait, mais il renonça à son projet au bout d'une semaine. Sa femme, qui buvait encore chaque jour, 8 à 10 litres, avait comme des accès de fureur, qui faisaient craindre pour sa raison, lorsqu'on ne voulait pas lui donner à boire à sa volonté. Ses plaintes, ses recriminations exprimées

hautement, rappelaient les hurlements de
certains animaux. Ce n'eût été que dans une
maison de santé qu'on aurait pu lui infliger
un régime qui brisait ses habitudes et la
contrariait tant. J'ai eu souvent occasion de
le remarquer : les personnes surchargées
d'un énorme embonpoint sont comme de véritables petits enfants qui se fâchent tout
rouge quand on les contrarie en ne leur
donnant point ce qu'ils demandent. Et s'ils
étaient placés dans une maison de santé
où ils ne pourraient plus compter sur la faiblesse de leurs parents, ils se soumettraient
là facilement au genre d'alimentation, convenable d'ailleurs, qu'on leur prescrirait.

Quelqu'un me disait dernièrement qu'une
de ses parentes, chargée d'une obésité démesurée, buvait de 18 à 20 pintes d'eau
par jour, qu'on n'osait lui refuser de crainte
de la fâcher, quoique l'on ait reconnu que
c'était à la suite de cet abus de l'eau qu'elle
était devenue si grosse.

Les hommes font excès de vin, de cidre,
d'eau-de-vie et de liqueurs, mais c'est de la

bière dont ils portent l'abus le plus loin, dans les pays où cette boisson est en usage. Il n'est pas rare de voir des hommes qui, chaque jour, entre leurs repas, et principalement le soir, boivent, pendant toute l'année, 6 litres, 10 litres et 15 litres de bière, et ce nombre n'est pas encore considéré comme un excès. J'ai donné des soins à deux habitants du département du Nord, qui m'ont confessé avoir bu souvent, en vingt-quatre heures, chacun 50 litres de bière.

Beaucoup de personnes prétendent qu'il est dans leur nature de boire considérablement; alors elles ne font aucun effort pour résister à ce penchant, et s'il leur arrive de prendre une quantité assez grande de boisson enivrante pour perdre la raison, elles n'ont qu'un regret alors qu'elles sont délivrées de leur désordre moral, c'est que la nature les ait ainsi constituées pour trop boire. C'est une grosse erreur que je suis parvenu souvent à *détruire chez des person-* *nes* qui buvaient beaucoup trop. J'ai donné des conseils à des hommes qui, de 8 à 10 litres de boisson qu'ils prenaient chaque jour, sont arrivés à se contenter de moins d'un litre pour le même espace de temps. Si le proverbe : Tout est dans l'habitude, est vrai, c'est bien à l'occasion de notre alimentation.

Il faut cependant reconnaître que, par tempérament, les uns boivent plus que les autres. Telles sont toutes les personnes lymphatiques. Il y a certaines précautions à prendre. Ainsi, beaucoup de maîtres et de maîtresses de maison, qui aiment à boire en grande quantité, ont l'habitude d'avoir un gobelet ou un verre qui leur est spécialement destiné et dont la capacité dépasse celle des verres ordinaires. Il faut supprimer ce gobelet ou ce verre et les remplacer par des vases moins grands. On peut encore ne jamais complétement remplir son verre, mais à moitié seulement ou aux trois quarts. On boirait peut-être le tout s'il était plein, et l'on se contente de ce qui se trouve dedans, quand il ne l'est qu'à moitié, sans recommencer aussitôt. J'ai eu des clients qui faisaient mettre dans des vases leur ration d'eau et de vin, que l'on plaçait devant eux à table, et qui se contentaient toujours de leur part ainsi faite. Si l'on a un grand désir de boire entre les repas, que ce désir soit satisfait avec la plus petite quantité de liquide possible.

L'on calme encore la soif en se gargarisant le pharynx avec de l'eau vinaigrée, en la gardant quelque temps dans sa bouche, et en se mettant, pendant quelques instants, un linge mouillé sous le menton.

A cette occasion, je dirai que les physiologistes ont divisé la soif, *bibendi appetitus*, en deux espèces : l'une, la soif de la digestion, le besoin que l'on éprouve des liquides pour diviser, diluer les aliments et former le chyle ; l'autre est la soif proprement dite qui, au dire des auteurs, se fait sentir lorsque le sang, ayant fait des pertes plus ou moins considérables dans sa partie aqueuse, a besoin de les réparer.

Tout d'abord, on est porté à admettre, sans conteste, cette définition qui semble vraie, d'après ce qui se passe dans beaucoup de cas, dans les maladies fiévreuses. Mais il n'en est plus ainsi lorsque l'on observe que les personnes dont le sang est très-séreux, très-aqueux, sont celles qui ont des besoins de boire les plus fréquents et les plus impérieux. Et tels sont les enfants, les femmes et les hommes à tempérament lymphatique.

Les animaux carnivores, dont le sang est si peu aqueux, si riche, sont, ainsi que les hommes secs, ou à tempérament sanguin, rarement tourmentés par la soif.

Les herbivores, chez qui la lymphe prédomine, boivent souvent et considérablement.

Les femmes obèses qui sont encore réglées voient un sang pâle, au point de n'être quelquefois que de l'eau rosée, et c'est chez elles que l'on voit le plus souvent ces désirs de boire impérieux, que les boissons *froides, ingérées même coup sur coup, ne* calment pas.

Un désir de boire ordinaire peut certainement provenir d'une absence de quantité suffisante d'eau dans le sang; alors la bouche, la langue, principalement le pharynx, sont secs.

Mais la polydipsie, cette perturbation du sens interne, ce besoin impérieux de boire, ne provient nullement d'une trop grande absence d'eau dans le sang, car ici les signes extérieurs sont en tout contraires à ceux qui accompagnent le désir ordinaire de boire. L'on trouve, dans la polydipsie, les joues à l'intérieur, la langue humides, et cette dernière légèrement enduite d'une crasse blanchâtre; et alors il arrive que les boissons froides, glacées, acidulées, ne font qu'augmenter cet état.

Et le remède certain contre ce désordre du sens interne, est une tasse de thé très-fort ou une tasse de café noir également fort, et l'un et l'autre très-chauds.

La soif n'étant pas essentiellement le résultat du manque d'eau dans le sang, l'on peut donc espérer de la calmer en appliquant quelque chose de mouillé contre la gorge, ou toute autre partie du corps.

Sans y ajouter beaucoup de foi, on a, dans plusieurs circonstances, parlé des services que ce moyen avait rendus.

M. le professeur Jules Béclard, dans sa *Physiologie* (1), rapporte le fait suivant extrait de l'*Histoire des voyages et découvertes dans le Nord,* par Forster, à savoir, que l'équipage d'un vaisseau faisant le trajet de la Jamaïque en Angleterre vint à manquer d'eau potable. Le capitaine, qui avait l'expérience pour lui, conseilla à ses hommes de ne point boire, pour calmer leur soif, de l'eau de mer qui les aurait fait mourir, mais de faire comme lui, de se précipiter dans l'eau, de se tenir le corps mouillé. Et ceux qui suivirent cet avis purent, comme le commandant, supporter la privation de boire, tandis que les autres succombèrent à ce tourment.

Si j'insiste sur les moyens de calmer la

____

(1) *Physiologie de l'homme,* 2 vol. in-8. Paris, 1863.

soif sans boire, c'est qu'il s'agit d'une chose très-importante pour les obèses, qui sont constamment tourmentés par l'envie de boire.

Quelle est l'espèce de boisson la plus favorable dans le régime anti-obésique?

J'ai remarqué que la boisson la plus contraire au traitement est l'eau pure sans mélange. On ne peut pas espérer de diminuer l'embonpoint d'une personne qui l'emploie ainsi pour boisson habituelle. Je n'ai rencontré qu'un homme qui n'ait pas pu vaincre sa répugnance pour toute autre boisson que l'eau simple, ou chargée d'une infusion de thé. Il est dans la force de l'âge et très-gros. Il y a bien dix ans qu'il vint, pour la première fois, réclamer mes soins. Il y eut, au bout de deux ou trois mois de traitement, quelques kilogrammes de diminution dans le poids; sa respiration devint plus facile. Depuis, à plusieurs reprises et tout-récemment, il est revenu me voir lorsque la difficulté de respirer a reparu de nouveau, et chaque fois même résultat, en définitive de peu d'importance, sous le rapport de la diminution. Cet homme est originaire d'un pays chaud, de la Sicile, où, étant enfant, il n'a jamais pris de vin, de café, de boisson fermentée. Depuis qu'il habite la France, où il professe les sciences, il n'a pu, malgré ce changement de climat, prendre sur lui de boire autre chose que de l'eau pure, aussi ne peut-il se délivrer de son énorme corpulence.

Il n'y a que les hommes qui se livrent à beaucoup d'exercices qui boivent habituellement du vin pur, qui est cependant bon à prendre ainsi dans le traitement. Le blanc est préférable au rouge ; les vins provenant des bords du Rhin, de la Bourgogne, sont plus faciles à boire purs, parce qu'ils contiennent moins d'alcool que ceux de Bordeaux et du midi de la France, etc. Mais la boisson qu'il faut employer d'abord est le vin coupé avec de l'eau, dans la proportion que désire la personne qui en fait usage, plus tard et peu à peu elle s'habituera à boire du vin pur. Et cette habitude s'obtient très-vite chez les hommes, et plus facilement qu'on ne le pense chez les femmes qui s'en trouvent parfaitement bien pour l'état général de leur santé.

J'ai donné des soins à une dame jeune et dont la beauté du corps était perdue par suite du grand développement de la graisse. Son poids était de près de 200 livres. Au grand chagrin qu'elle éprouvait d'être ainsi grosse, elle joignait celui de voir son nez devenir rouge, surtout quand elle était à dîner. Cette difformité ne la quittait pas de la soirée et persistait souvent plusieurs jours sans désemparer. Et elle ne buvait alors que de l'eau habituellement pour empêcher, pour ne pas favoriser la montée du sang, disait-elle, à son nez. Très-rarement elle se permettait un petit verre de vin d'une qualité supérieure, à la fin de son repas.

Lors des premiers entretiens que j'eus avec elle pour arriver à diminuer son embonpoint, il fut souvent question de cette disposition à avoir le nez rouge. Elle craignait que le vin pur que je lui prescrivais ne l'augmentât encore. Son médecin ordinaire partageait ses craintes, tout en approuvant mon traitement d'ailleurs.

A leurs raisons je répondis qu'en continuant à boire de l'eau Mme X. ne pouvait espérer d'arriver à perdre beaucoup de son embonpoint. J'ajoutai que cette disposition à avoir le nez rouge s'observait chez les femmes principalement, chez les personnes lymphatiques, chez les hommes dont le sang est appauvri par suite de l'excès des boissons, et qu'on ne voyait point cette particularité chez un homme comme chez une femme dont la constitution n'est point trop lymphatique, que cette rougeur du nez tenait à la stase du sang dans cette partie douée de peu de vitalité et où la force de réaction comme la chaleur naturelle diminuent facilement sous l'influence d'une cause qui n'aurait aucune action sur toute autre partie du corps. Mon avis était qu'en perdant sa surabondance de graisse et cette grande quantité de lymphe dont son corps était pénétré, cette dame ferait une nouvelle constitution

plus solide avec laquelle le sang circulerait
plus régulièrement et ne serait pas exposé
à stagner dans les dernières ramifications
artérielles du nez où la vitalité devenue plus
grande ne permettrait pas ce symptôme de
faiblesse, car c'est bien à la faiblesse de la
constitution qu'il faut l'attribuer. C'est l'avis
que Rullier a exprimé dans le *Grand Dictionnaire des sciences médicales*, à l'article *Nez*.
(Je n'ai pas besoin de démontrer encore une
fois ici que les personnes surchargées d'embonpoint ont une mauvaise constitution.)

La dame dont nous parlons commença par
couper son vin avec un quart d'eau, puis au
bout de quelques mois de traitement elle
prit du vin pur blanc rosé provenant du département du Haut-Rhin. Au bout de six
mois de traitement elle avait perdu 40 livres
de poids et son nez avait cessé de rougir.
Et depuis trois ans que Mme X boit du vin
pur à ses repas (une demi-bouteille à chaque
repas) elle ne songe plus à ce désagrément,
pas plus qu'aux rhumes de cerveau dont
elle était atteinte très-souvent avant son

traitement. Mais elle doit cela au changement qui s'est opéré dans sa constitution qui de très-lympathique qu'elle était est devenue aussi énergique qu'une femme puisse la posséder.

On peut donc hardiment et avec la certitude d'améliorer la constitution d'une personne chargée de trop d'embonpoint lui conseiller de boire du vin pur, en prenant pour arriver là les précautions que demandent l'état spécial et la susceptibilité des organes digestifs.

La bière, le cidre, l'infusion du thé, doivent être proscrits du régime anti-obésique.

La quantité de boisson que la personne qui suit ce régime peut prendre chaque jour est de 800 grammes, environ une bouteille ordinaire, eau et vin compris. C'est à cette quantité maximum qu'il faut tâcher de réduire celle des obèses, qui est ordinairement beaucoup plus considérable.

Le café noir n'est pas compris dans cette *quantité de boisson, et l'on peut en prendre,* deux et trois fois par jour, la valeur de ce

qu'on appelle une demi-tasse, chaque fois.
Je l'ai quelquefois remplacé par une demi-
tasse de thé, très-concentré, chez des personnes qui ne pouvaient supporter le café
noir; mais, en général, le résultat n'en est
pas aussi satisfaisant.

On pourra me dire : Vous défendez l'eau
et vous ordonnez la viande, qui en contient
beaucoup? — Je le sais, mais moins que les
légumes. Ensuite, la viande étant plus nutritive que ces derniers, on en mange en plus
petit volume et, par conséquent, on absorbe
moins d'eau. Et il faut bien qu'on prenne
de l'eau, cet élément qui entre dans la composition de tous nos organes.

La viande, comme aliment, outre qu'elle
est une substance quartenaire, a encore un
avantage pour ne point favoriser l'embonpoint, c'est de nourrir sous un petit volume,
et par conséquent de peu développer l'appareil gastro-intestinal, car l'on sait que cet
appareil musculo-membraneux se modèle
toujours sur le bol alimentaire.

L'herbivore, le bœuf, par exemple, a une

énorme panse pour loger la masse d'aliments peu nutritifs dont il a besoin pour vivre.

Le lion, la panthère, le tigre, ont peu d'intestins et presque pas de ventre, parce qu'ils se nourrissent sous un petit volume qui est de la chair (1).

L'homme, en prenant l'habitude de se nourrir également sous un petit volume, en mangeant beaucoup d'aliments fibrineux, azotés, verra son estomac et ses intestins se rétrécir et il perdra ainsi de sa panse. Il ne pourra même plus admettre cette masse d'aliments légumineux qui engendraient trop de graisse. L'alimentation avec la viande

(1) Les organes de la digestion chez les herbivores ont quinze fois la longueur de l'animal ; chez les carnivores, ils sont trois fois de la longueur de l'animal seulement, excepté chez le tigre qui, ne vivant que de sang, n'a presque qu'une fois sa longueur d'intestin. L'homme, sous ce rapport, tient le milieu entre ces deux espèces d'animaux : son tube digestif a cinq ou six fois sa longueur. La nature lui a donné cette moyenne longueur du canal digestif, parce qu'il est dans sa destinée de se nourrir comme les carnivores et comme les herbivores.

est absorbée au neuf-dixième et ne donne qu'un dixième des matières impropres à la nutrition. C'est le contraire pour l'alimentation végétale, dont le corps ne prend qu'un neuvième environ, et les neuf autres dixièmes constituent cette grande quantité de matières fécales des herbivores et des personnes qui se nourrissent en ne mangeant pas ou presque pas de viande. Les agriculteurs, les paysans n'achètent qu'à bas prix et avec répugnance les bœufs et les porcs destinés à l'engrais, lorsqu'ils sont efflanqués. — Ils disent que ces animaux n'ont pas eu à manger à leur appétit, qu'ils ont le boyau rétréci, et, par conséquent, qu'ils engraisseront difficilement, ne pouvant loger une assez grande quantité de nourriture pour cela.

Le régime alimentaire, ainsi qu'on vient de le voir, fait la base du traitement du trop grand embonpoint. Cependant, il y a d'autres considérations à connaître et que l'on ne doit pas négliger pour mener à bonne fin ce traitement. L'alimentation n'est pas la

cause seule qui fait qu'un corps est plus ou
moins chargé d'embonpoint. D'abord il y a
des personnes dont les fatigues du corps ou
de l'esprit s'opposent à une grande assimilation du tissu graisseux. D'autres ne jouissent
pas d'une parfaite santé, ou éprouvent des
pertes sanguines ou d'une autre nature qui
empêchent le corps de profiter d'une bonne
alimentation. D'autres ont la constitution
assez faible pour que les grandes émotions
pénibles ou agréables leur occasionnent une
secousse assez forte pour apporter une perturbation dans les fonctions de la digestion
et de l'assimilation pour lesquelles le calme
de l'âme est si important. Il se rencontre
dans l'espèce humaine comme dans les animaux des constitutions dont la solidité des
tissus, du tissu cellulaire en particulier, est
telle que la graisse ne peut s'y accumuler
qu'en très-petite quantité, n'importe la qualité de la nourriture prise. C'est pour vaincre
cette grande résistance du tissu cellulaire,
que les agriculteurs font saigner quelquefois les bœufs qu'ils destinent à l'engrais

et présentent cette grande résistance du tissu cellulaire, résistance que ces agriculteurs apprécient en pinçant la peau de ces animaux. C'est pour le même motif et dans la même intention que les marchands de chevaux font aussi saigner les chevaux maigres de leur nature et qu'il est avantageux de doter d'une certaine quantité de tissu adipeux.

Mais une personne se trouvant dans les conditions à être très-grasse, c'est-à-dire, étant d'un tempérament lymphatique, ayant par conséquent le tissu cellulaire assez lâche pour permettre l'accumulation de la graisse en grande quantité, devra pour se préserver d'un surcroît d'embonpoint ou pour s'en délivrer, non-seulement suivre les préceptes exposés pécédemment pour son alimentation, mais elle aura soin en plus d'éviter l'immobilité. Elle fera beaucoup de mouvements. Les animaux ainsi que les hommes qui sont toujours en mouvement ne sont jamais surchargés de graisse. Et voici comment on explique ce fait physiologique.

Dans l'acte de la respiration, nous inspirons une certaine quantité d'air atmosphérique dont une partie sert à vivifier le sang et l'autre ressort des poumons, sous forme de gaz acide carbonique et de vapeur d'eau. Dans cet acte, une portion d'oxygène atmosphérique s'est donc emparée d'une certaine quantité de carbone prise au corps pour former cet acide carbonique expiré et une autre portion s'est unie à l'hydrogène pris à l'organisme pour former cette vapeur d'eau qui est évacuée par le peau et les poumons. Plus un animal respire souvent, plus alors il enlève de carbone et d'hydrogène à l'organisme.

Dans chaque mouvement respiratoire, l'organisme cède donc à l'oxygène une certaine quantité de ces deux parties constituantes de la graisse, le carbone et l'hydrogène; mais l'on sait que l'acte respiratoire a lieu d'autant plus souvent que les mouvements du corps sont plus fréquents. Et dans cette respiration plus fréquente, une plus grande portion de carbone et d'hy-

drogène est donc enlevée au corps. Voilà
pourquoi les animaux qui, quoique se nourrissant d'aliments exclusivement végétaux
et qui sont toujours en mouvement ne sont
jamais surchargés de graisse.

Voilà pourquoi l'Arabe, le Bedouin, qui
sans cesse s'agitent pour les besoins de leur
vie nomade, ne sont point gras. Nos paysans
ne le sont jamais trop lorsqu'ils travaillent.
M. Liebig a dit : La formation de la graisse
dans le corps des animaux est évidemment
la conséquence d'une disproportion entre la
quantité des aliments consommés et la quantité de l'oxygène absorbé par la peau et le
poumon (1).

C'est à la petite quantité d'oxygène ingéré
dans les poumons que l'on doit en grande
partie attribuer l'état d'embonpoint que présentent certains peuples, malgré le peu de
nourriture qu'ils prennent pour entretenir
leur vie; tels sont les habitants de plusieurs

(1) *Chimie organique appliquée à la physiologie et à
patho ogie.*

DANCEL. 9

contrées de l'Orient où l'atmosphère est toujours chaude et par conséquent dilatée et souvent chargée d'une grande humidité. Dans cette condition le volume d'air introduit dans la poitrine par l'inspiration contient beaucoup moins d'oxygène que s'il était sec et froid et par conséquent plus condensé. Une grande partie de l'oxygène qui se trouve ainsi en petite quantité dans l'air inspiré en Orient est employée pour vivifier le sang, et il en reste fort peu pour prendre du carbone et de l'hydrogène à l'organisme qui en contient alors en surabondance.

C'est encore en partie à la nature peu riche en oxygène de l'air que respirent les hommes tenus dans les prisons, que nous les voyons ayant un certain embonpoint, malgré leur chétive nourriture. C'est à la même cause qu'il faut attribuer l'embonpoint souvent considérable que présentent beaucoup de religieuses cloîtrées.

Le pacha d'Égypte Méhémet-Ali affectionnait particulièrement Saïd-Pacha, qui est mort il y a peu de temps vice-roi d'Égypte ; il le fit le plus riche de ses enfants. Tout jeune, Saïd était d'une grosseur énorme, au désespoir de son père. Parmi les moyens pour le faire maigrir que son père employa, fut celui de le renfermer, sans jamais sortir, dans une chambre où il resta six semaines, n'ayant pour toute nourriture que du pain et de l'eau. Au bout de ce temps l'enfant n'avait pas perdu une livre de son poids qui par la suite ne fit qu'augmenter. Il pesait près de 400 livres à sa mort, arrivée alors qu'il était encore jeune. Il faut donc dans le traitement du trop grand embonpoint tenir compte des mouvements et de la nature de l'air qui est respiré.

On conseillera donc aux personnes qui ne veulent pas engraisser ou qui désirent perdre de leur trop grand embonpoint, de ne pas rester toujours assises, d'aller et venir, de se tenir de temps en temps un peu debout, de faire chaque jour de beau temps une promenade longue en proportion des forces, sans jamais arriver à une grande fatigue.

On leur conseillera encore de ne point habiter un lieu bas et humide et de vivre dans une atmosphère plutôt froide que chaude. J'ai donné des soins à un batteur d'or de la rue du Caire, à Paris, qui ne voulut pas cesser d'être pendant toute la journée au milieu de ses ouvriers, dans l'atelier où un degré de chaleur assez élevé était nécessaire pour favoriser la malléabilité de l'or. Cet homme ne perdit nullement de son embonpoint. Je peux attribuer encore pour une partie la non-réussite de ce traitement à ce que cet homme buvait trop; je ne puis faire le même reproche à un imprimeur sur étoffes, de Saint-Denis, qui malgré un regime suivi sévèrement n'a pas perdu de son trop grand embonpoint; mais il était obligé d'être, douze heures sur vingt-quatre, plongé au milieu d'une atmosphère chaude et humide.

Les femmes qui restent beaucoup chez elles assises dans une chambre chauffée et les hommes qui sont condamnés à peu marcher à cause d'une infirmité ou à cause de leur genre d'occupation journalière, sont souvent trop gras.

Il est bien certain qu'une fois que le corps humain a pris tout son accroissement, et mieux, lorsque l'homme est dans l'âge du retour, la graisse apparaît fréquemment chez lui d'une manière sensible. Une des principales raisons de cette apparition tient à une diminution qui a lieu à cet âge dans les mouvements : en vieillissant, on ménage ses pas, on a une répugnance pour toute sorte d'exercice.

Priver un animal du mouvement pour favoriser son embonpoint est un moyen connu principalement dans les pays où l'on s'occupe d'engraisser les oies et les canards pour en retirer le foie qui devient très-gros et très-gras sous l'influence de la position faite à ces animaux jointe à celle d'une alimentation riche en éléments graisseux telle que celle procurée par le maïs. Dans quelques *localités les engraisseurs d'oies ou de* canards ne se contentent pas de tenir séparément ces oiseaux dans des cages, justement de la grandeur voulue pour les loger, mais ils leur clouent les pattes sur la planche du fond pour éviter des mouvements possibles. De plus ils les placent dans des caves, dans des lieux humides où la lumière pénètre peu ou pas du tout, afin que l'attention, je pourrais peut-être dire l'esprit de ces êtres, ne soit occupé par aucun sujet et que leur vie soit pour ainsi dire réduite à l'état d'un végétal.

L'oie ou le canard placé dans ces conditions commence par engraisser considérablement; au bout de quelques jours une surabondance de tissu graisseux se remarque uniformément sur tout le corps et augmente encore. Mais bientôt cet embonpoint général diminue peu à peu, quoique l'on gave chaque jour l'oiseau de la même quantité d'aliments. Et pendant qu'une extrême maigreur se prononce, l'on constate que le ventre est le siége d'une grosseur qu'il a de la peine à contenir. *Elle est due, cette grosseur, à la présence du foie dont les tissus, en*

se transformant en graisse, ont pris un développement souvent vingt fois plus considérable qu'à l'état normal. C'est alors qu'on
tue ces animaux, mais il en meurt souvent
auparavant. Les foies gras, si recherchés
des gourmets, ne sont en définitive que le
produit d'une maladie, d'une dégénérescence
graisseuse plutôt faite pour répugner que
pour être goûtée avec plaisir.

Magendie, dans sa *Physiologie expérimen-
tale*, a dit qu'une alimentation féculente et
amidonnée favorisait cette maladie du foie
dite *dégénérescence graisseuse*. Il avait pris cette
conviction en ouvrant les cadavres des chiens
qu'il avait tenus longtemps à ce genre de
nourriture, dans les caves du Collège de
France pour ses expériences, lesquels chiens
présentaient, à peu près tous, ce genre d'affection. Mais ce n'était pas à leur alimentation, mais à leur séjour prolongé dans ces
caves, où ils souffraient sous plus d'un rapport, qu'il faut attribuer cet état pathologique.

Les choses se passent bien un peu ainsi

dans l'espèce humaine. Les hommes très-gras finissent souvent par avoir une maladie du foie, maladie qu'ils n'évitent pas et qui assurément les fait périr lorsqu'elle arrive sous l'influence d'un chagrin ou d'une peine longtemps continuée. De très-gros qu'ils étaient on les voit maigrir à vue d'œil; l'on peut alors reconnaître, constater que le foie chez eux est plus gros que de coutume; il fait saillie au devant des fausses côtes.

Le mouvement est donc nécessaire à la santé, il s'oppose à l'accumulation des humeurs et de la graisse en trop grande proportion dans l'organisme.

Un long séjour au lit favorise le développement de l'embonpoint, parce qu'on y fait moins de mouvements que quand on a quitté ce lieu de repos, et parce que pendant le sommeil la respiration est beaucoup moins fréquente que pendant la veille. Une personne qui respire habituellement vingt fois par minute, ne *respire que quinze fois pendant qu'elle dort.*

On juge alors d'après ce que nous venons d'expliquer le peu de carbone et d'hydrogène qui est enlevé de l'organisme pendant le sommeil.

On a raison de dire que le sommeil est le plus grand réparateur des forces du corps. Mais c'est une façon de s'exprimer, car il n'est pas réparateur à la manière du vin, par exemple; c'est seulement pendant le sommeil que cette réparation se fait si bien.

C'est parce qu'alors toutes les fonctions de relation ont cessé. L'existence ne se révèle que par des actes relatifs à la vie végétative, et comme la nutrition s'opère sans la déperdition ordinaire occasionnée par les mouvements et les sensations externes qui excitent le nombre des respirations, il en résulte pour ainsi dire une double nutrition, dont le corps profite et principalement dans ses parties adipeuses. En effet, on a remarqué de tout temps que les personnes qui s'abandonnaient à un long sommeil étaient *sujettes à prendre beaucoup d'embonpoint.* Les Orientaux, qui dorment deux ou trois fois par jour, sont presque tous surchargés de graisse.

L'homme pendant le sommeil est semblable à une plante, qui étant sans mouvement profite toujours sans jamais diminuer.

En parlant du sommeil, je dirai que l'on a avancé que la graisse pouvait servir de réserve contre la faim, et entretenir ainsi la vie pendant un temps très-long.

Currie a cité à cette occasion l'histoire d'un malade qui ne pouvait pas avaler, et qui a perdu dans l'espace d'un mois plus de 50 kilogrammes de son poids. Le même savant rapporte aussi qu'un porc gras englouti par l'effet d'un éboulement perdit 60 kilogrammes, après avoir vécu sous terre sans nourriture pendant 160 jours (1). Ces faits sont ici d'une application difficile, présentés comme ils le sont. Quand une personne ne peut satisfaire sa faim, ce n'est pas seule-

(1) Martell, *Transaction a for the Linnean Society* vol. XI, p. 441.

ment le tissu adipeux de l'organisme qui diminue, mais toutes les autres parties liquides et solides de son corps. Les muscles des cadavres provenant des êtres morts d'inanition sont diminués et devenus grêles et secs. L'oxygène qui a pénétré dans l'organisme par les poumons et par la peau a agi sur toutes les parties du corps sans faire aucun choix quant aux matières susceptibles de se combiner avec lui.

On a encore cité à l'appui de cette opinion ce fait que les animaux *hivernants* s'engourdissaient, chargés de graisse, au commencement de l'hiver, et se réveillaient maigres au printemps. Leur graisse a, dit-on, ainsi disparu en leur servant de nourriture pendant leur sommeil.

Il est démontré par une foule d'expériences, notamment par celles de Magendie, que la graisse et tous ses congénères ne peuvent entretenir la vie, en d'autre termes, ne peuvent suffire à l'*animalisation*. L'on peut observer comme moi que les personnes maigres ont moins souvent besoin de *réconfort*, de manger, que les gens gras; bien plus, ceux-ci ont des besoins de manger beaucoup plus fréquents, plus impérieux que les personnes maigres, sans cependant manger plus que ces dernières.

Il y a des animaux hivernants qui sont très-maigres au moment de leur engourdissement, et qui n'en sont pas moins vigoureux lorsqu'au printemps ils quittent leur retraite.

Les serpents que l'on prend, en France, lors de l'apparition des premiers rayons du soleil d'avril, ne sont pas plus maigres qu'au mois de septembre, époque où ils vont s'engourdir dans leurs retraites.

Au Jardin des Plantes, à Paris, on ne peut pas conserver vivantes, d'une année à l'autre, les tortues de terre, malgré les soins que l'on met à les tenir dans une pièce chauffée à un degré tropical et avec une nourriture abondante. Celles qui vivent plusieurs années dans cet établissement s'enfoncent dans la terre pendant l'hiver, et elles en sortent au printemps aussi grasses que quand elles y sont entrées. Virey rapporte (1) qu'on a vu une tortue engourdie pendant six mois, n'ayant rien mangé pendant ce temps, être cependant plus pesante après qu'avant son engourdissement. On a trouvé dans de gros tas de boue desséchée, extraite des étangs, des anguilles toutes vivantes et bien grasses, qui avaient séjourné là pendant six mois sans nourriture et prises captives dans cette vase durcie; seulement, elles étaient dans la partie inférieure, où il y avait assez d'humidité pour empêcher le desséchement de leurs branchies.

Les animaux engourdis sans respiration presque, sans mouvement, doivent profiter, par ce qu'ils ont dans les voies digestives, comme par les corps qui les environnent, et sont loin d'avoir besoin d'une substance réparatrice de ce qu'ils ne perdent pas.

On a eu l'occasion de disséquer, pendant leur engourdissement, des hamsters (*mus*

(1) *Histoire naturelle.*

cricetus), rats du nord, qui passent la plus grande partie de l'hiver sous terre. On a trouvé leur sang liquide et leur graisse figée; leur cœur battait faiblement quinze pulsations par minute au lieu de cent trente qu'il donne, chez eux, à l'état de veille. L'organisme vivant n'avait pas eu besoin ici de faire de dépense de sa graisse, qui n'avait subi qu'une modification. On le conçoit, puisque l'oxygène atmosphérique ne l'avait pas pénétré, ou à peine, par les poumons et par la peau.

Ce serait donc à tort que l'on soutiendrait que le tissu adipeux des gens très-gras peut, jusqu'à un certain point, remplacer chez eux l'alimentation et les aider ainsi à supporter la diète. De même, il n'est pas vrai que les animaux hivernants se servent de la graisse qui se trouve en quantité plus ou moins grande dans leur organisme, pour entretenir leur vie pendant leur engourdissement. Linné a remarqué que cette sub-*stance était très-abondante chez les larves* d'insectes, surtout au moment où elles sont prêtes à passer à l'état de nymphe, et qu'elle devait, à cette époque de repos, les nourrir et servir à une réabsorption. Il est probable qu'il en est ainsi lors de cette transformation, mais ce fait ne prouverait rien contre la thèse que nous soutenons.

Ce qui fait l'erreur c'est que l'on a pensé que l'état dans lequel se trouvent, étant engourdis pendant l'hiver, les animaux hivernants était une espèce de sommeil.

C'est bien plutôt un état qui se rapprocherait de la catalepsie. Jamais dans le sommeil la respiration n'est à peu près éteinte et les battements du cœur ne cessent de se faire sentir d'une manière très-peu appréciable, comme cela arrive chez les animaux hivernants engourdis, je n'ose pas dire par le froid. Car, quoique indubitablement le froid soit la cause première qui porte certains animaux à s'enterrer ou se cacher dans des trous au fond des cavernes, il est d'observation *que ces animaux n'attendent pas exactement l'arrivée des froids* pour se retirer de sur la terre, un instinct les y porte auparavant.

Somme toute, nous pouvons conclure que le trop long sommeil favorise le développement de la graisse et empêche, par conséquent, les personnes qui suivent le traitement anti-obésique d'arriver promptement à une grande diminution.

Le séjour au lit étant ainsi contraire au traitement anti-obésique, il est donc bon que sa durée soit longue seulement assez pour réparer les forces de l'innervation.

La longueur de cette durée ne peut être précisée. Il faut ici tenir compte de l'âge et du sexe de la personne pour laquelle on est consulté.

Sept heures de séjour au lit pour les hommes, n'importe leur âge et leur profession, et huit heures pour les femmes, à tout âge, me semblent le *maximum* du taux que l'on doit accorder.

On a conseillé la gymnastique pour détruire le trop grand embonpoint; c'est parce que dans cet exercice l'on fait beaucoup de mouvements, et par conséquent que le nombre des respirations est augmenté et qu'enfin une plus grande quantité de carbone et d'hydrogène est enlevée à l'organisme.

La gymnastique peut venir en aide, être un adjuvant au traitement de l'affection anormale dont nous nous occupons, mais elle ne doit point en constituer à elle seule le traitement.

D'abord il y a des obèses qui sont dans l'impossibilité de faire un mouvement et beaucoup ne pourraient en faire assez pour obtenir un résultat satisfaisant. Que de fois j'ai entendu dire à des personnes trop grosses : J'ai demandé des conseils à mon médecin pour perdre de ma corpulence ; il m'a dit que mon état tient au manque d'exercice et qu'en me promenant longtemps chaque jour je perdrais de ma grosseur. J'ai bien essayé de ce remède en apparence facile à faire ; mais bientôt je me suis aperçu que je ne pouvais faire cent pas, deux cents pas sans être pris de véritables suffocations et de douleurs atroces dans les reins !

Toutes les personnes obèses ou chargées d'un trop grand embonpoint et qui sont susceptibles de se soumettre à l'exercice d'un gymnase, sont sans aucune exception d'un tempérament lymphatique et le plus souvent porté à l'excès. Nous savons que ce tempérament indique la faiblesse des organes et rend impropre aux exercices dans lesquels il faut déployer une grande force. On me fera observer que chaque jour l'on fait faire de la gymnastique à des constitutions grêles et chétives pour développer cette force, et que l'on y parvient ainsi. La plupart des constitutions grêles et chétives ne sont pas lymphatiques, et un exercice modéré d'abord ne peut qu'être utile. Il n'en est pas de même pour les personnes très-grasses qui veulent employer ce moyen comme remède. L'exercice gymnastique modéré n'amène aucun résultat chez elles, et celui qui est porté assez loin pour procurer l'amaigrissement est susceptible d'occasionner des accidents, des *maladies*.

Dans ces exercices exécutés avec ardeur,

la quantité de carbone et d'hydrogène qui est enlevée dans un court espace de temps par une respiration très-fréquente est trop considérable, elle met l'organisme aux abois et fort souvent le sujet demande à se reposer pour respirer, dit-il ; c'est pour respirer moins souvent, car le calme revient chez lui au fur et à mesure que ses respirations sont moins fréquentes.

Le moindre inconvénient de ces exercices est d'occasionner des courbatures, et si dans ces circonstances il se développe une maladie, elle prend la forme typhoïde. Des gangrènes et des anthrax apparaissent souvent alors avec la forme la plus maligne.

Pour qu'il n'en fût pas ainsi il faudrait donner à l'estomac, qui la digérât bien, une abondante nourriture azotée pour remplacer la grande consommation des tissus qui a lieu dans ces exercices, mais la chose n'est pas possible. Le tube digestif des obèses, ainsi que nous l'avons dit, n'est pas habitué *au régime très-azoté, ce n'est que peu à peu* qu'il s'en arrange, aussi les personnes très-lymphatiques surchargées d'embonpoint qui vont au gymnase se livrer aux différents exercices auxquels on les soumet, en reviennent très-fatiguées et ont besoin d'un temps de repos plus ou moins long pour se mettre à table, pour manger à leur aise.

Je le répète, je ne parle ici que des personnes très-lymphatiques ou très-grasses. Elles ne doivent, en définitive, considérer l'exercice que comme un adjuvant à mon traitement, et cet adjuvant ne peut être ordonné qu'avec beaucoup de discernement.

Quand l'obèse, qui jusque-là était cloué dans son fauteuil, commence à faire quelques pas, il est bon de l'engager à répéter souvent ces quelques pas, à se tenir de temps en temps debout; et plus tard, il quittera la chambre, il descendra dans son jardin, ou fera une courte promenade dans les lieux publics, mais toujours en évitant la fatigue.

Il est remarquable que ces obèses qui *commencent à marcher ou qui marchent* encore un peu éprouvent une grande suffo-

cation aussitôt qu'ils ont quelques marches
à monter.

J'ai donné des soins à un obèse qui faisait
facilement deux ou trois fois le tour de son petit jardin, mais qui n'aurait pu sans le secours
d'un aide monter les trois marches qu'il avait
à gravir pour rentrer dans son appartement.
Sa voiture était très-basse, il n'y avait qu'un
seul gradin, et cependant il fallait deux personnes pour l'y monter. Comment expliquer
ces suffocations, cette apnée survenant dans
cette circonstance? Il a été constaté entre
autres par Justus Liebig que les muscles
perdaient de leur grosseur et de leur énergie au fur et à mesure que le tissu graisseux
s'accumulait d'une manière démesurée
dans l'organisme; mais l'impuissance musculaire ne suffit pas pour donner la raison
de ce phénomène morbide. Cette personne
aurait pu être dans l'impossibilité de monter
ces trois marches ou le faire seulement avec
les plus grands efforts, sans éprouver de
suffocation.

Dans l'action de monter, il faut un déploiement de force musculaire tout autrement grand que dans celle de marcher. Pour gravir une marche d'escalier, les muscles locomoteurs ont à soulever tout le poids du corps; pour ce faire ils ont besoin d'un point d'appui au thorax, et ce point d'appui ne devient bien solide que par la contraction des muscles de cette partie du corps. Lors de cette contraction les organes pectoraux se trouvent comprimés au point de gêner un peu le jeu des poumons chez le commun des hommes, mais l'effet est beaucoup plus grand , plus prononcé pour les obèses, parce que chez eux cette contraction générale des muscles thoraciques va jusqu'à comprimer les filets de la troisième paire et du grand sympathique qui se distribuent aux poumons et au cœur. Cette compression a lieu ici d'autant plus facilement que les sujets ont ces organes déjà comprimés, gênés par une surabondance de tissu graisseux.

Au fur et à mesure que les personnes soumises au régime anti-obésique commencent

à vivre, en grande partie, d'aliments azotés,
on peut leur conseiller d'augmenter la quantité de leurs mouvements. Elle feront des
promenades plus longues et de la gymnastique de toute sorte; elles monteront à cheval. En été elles se livreront à l'exercice de
la natation, dans les rivières ou à la mer ;
en hiver elles patineront sur la glace, elles
iront à la chasse à pied ou à cheval, elles
feront des armes en ayant soin de manier
le fleuret autant de la main droite que de la
main gauche. Il est bon, avons-nous dit, de
commencer toute espèce d'exercice avec
modération, et d'en surveiller les effets. L'emploi de l'escrime ne fait pas exception : un
fils d'une noble famille belge, âgé de 15 ans,
était affligé d'une véritable obésité qu'on
avait cherché à faire disparaître par plusieurs
moyens, entre autres par l'escrime. Ayant été
appelé à donner des soins à ce jeune homme,
l'amaigrissement arriva bientôt; l'on s'aper-
çut alors qu'il avait l'omoplate droite un peu
plus basse que l'autre et qu'elle n'était plus
exactement appliquée contre le thorax, ano-

malie que la grande couche de graisse étendue sur ces parties avait empêché de reconnaître. On remarque ce genre d'accident
chez les jeunes filles chargées du soin de
leurs jeunes frères et sœurs, et lesquelles
jeunes filles sont obligées de porter au bras
ces derniers trop souvent et trop longtemps.
Ce relâchement des muscles de l'épaule
était très-fréquemment observé sur les de-
moiselles qui, avant l'usage si commun aujourd'hui du piano, faisaient, pour le plus
grand nombre, de la musique avec la harpe.

Ces faits démontrent qu'il ne suffit pas
d'exercer des muscles pour leur donner de
la force, du développement, il faut encore
que l'exercice soit toujours proportionné à
la nature, à la constitution du sujet qu'il est
indispensable de surveiller, autrement il
peut arriver un résultat tout contraire à
celui qu'on cherche. J'appliquerai ces mêmes
réflexions principalement à l'emploi de
l'équitation qui peut faire beaucoup de bien
et beaucoup de mal. Nous en avons parlé à
la page 40 et suivantes.

Malgré les grands inconvénients et les dangers qu'entraîne le traitement empirique du trop grand embonpoint par la gymnastique, par l'augmentation de la quantité des mouvements, des auteurs, sans tenir compte du régime alimentaire, ont préconisé ce genre de guérison, et à cette occasion, ils ont conseillé aux personnes qui veulent maigrir de faire établir chez elles de grandes roues comme celles que l'on place à l'ouverture des carrières à grosses pierres sur lesquelles roues des hommes se placent pour les faire tourner avec leurs pieds et leurs mains. Le moindre des inconvénients de ce genre de remède ainsi employé à domicile est d'être privé du grand air, de l'air extérieur où l'exercice pris a seulement de grands résultats.

Récemment d'autres auteurs ont également ment fondé le traitement du trop grand embonpoint sur la gymnastique, sur la quantité des mouvements, mais avec l'aide *d'un régime, d'une alimentation spéciale.* Pour ces médecins il faut avec l'exercice manger peu d'aliments respiratoires mais beaucoup de substances réparatrices ou azotées, et en buvant peu. Ces principes sont pris dans notre système. Défendre l'usage des aliments respiratoires c'est défendre les substances graisseuses ou susceptibles de fournir de la graisse. Nous avons vu qu'un médecin, un médecin anglais, conseillait pour maigrir de se placer sur les barreaux d'une grande roue et de la faire tourner plus ou moins longtemps, avec les pieds et les mains. Un autre anglais applique le même principe sur les grandes routes, sur les promenades publiques. On sait la quantité de carbone et d'hydrogène que perd un homme pendant une heure en respirant 15 fois par minute : partant de là ce médecin anglais fait marcher ses clients pendant deux heures au pas gymnastique puis comptant la quantité de respirations devenues plus fréquentes pendant ce temps, il arrive à conclure qu'il a été perdu tant de carbone *et d'hydrogène, autrement dit de tissu grais-* seux ; c'est employer un genre d'exercice forcé que je ne conseillerai jamais; mais les Anglais n'y regardent pas de si près, on en a la preuve lorsqu'ils ont à faire perdre du poids à un homme pour moins fatiguer le cheval qu'il doit monter; ils ne craignent pas de le faire diminuer à l'aide de transpirations abondantes, de purgatifs répétés, d'exercices violents, d'une alimentation insuffisante. Et ce traitement, au dire de Becquerel, peut amener une sorte de phthisie qui agit sur la constitution d'une manière très-défavorable pour ces victimes des amusements si chers à nos très-philanthropes voisins.

L'hydrothérapie, les ablutions d'eau froide sont de bons adjuvants dans le traitement du trop grand embonpoint.

Il n'en est pas de même des bains chauds. Si l'humidité est contraire au traitement anti-obésique, les bains chauds le sont bien davantage. Prosper Alpin dit avoir remarqué que l'usage des bains chauds, en Égypte, contribuait au développement de la graisse. J'ai vu beaucoup de dames me dire que leur trop grand embonpoint avait commencé à l'époque où elles prenaient beaucoup de bains chauds prolongés pour une cause quelconque, pour une maladie.

Dans un bain chaud, au degré qu'on le le prend habituellement (de vingt-cinq à trente degrés Réaumur), il s'opère dans l'organisme un changement opposé à celui qui a lieu à la suite de l'immersion dans l'eau froide. Il y a une expansion générale de tous les organes solides ou liquides susceptibles de ce mouvement. Il y a un relâchement de la peau, qui absorbe une certaine quantité d'eau. Les organes spongieux de l'intérieur ne sont pas sans éprouver les effets de ce liquide. Le corps de l'utérus d'une femme qui sort d'un bain chaud prolongé est plus gros que lorsqu'elle y est entrée. Le docteur Westrumb a prouvé que dans un bain tiède, la peau de l'homme est susceptible d'absorber des substances médicamenteuses, dissoutes dans l'eau du bain et qu'on a retrouvées dans ses diverses excrétions. C'est dans cette idée que l'on traite une infinité de maladies par les bains médicinaux. Il y a donc absorption de l'eau par le corps pendant qu'il séjourne dans un bain chaud. Ce dernier doit être évité par la personne qui veut détruire ou diminuer son trop grand embonpoint.

Il est donc nécessaire, dans le traitement qui nous occupe, de prendre les bains presque froids et dont la durée ne dépassera pas vingt minutes.

Les bains froids, tels qu'on a l'habitude de les prendre pendant les chaleurs de l'été, à la mer ou dans les rivières, par la densité plus grande de l'eau que de l'air, mettent le corps dans un milieu où il se trouve plus comprimé que d'habitude, la peau et les tissus sous-jacents se resserrent, les fibres charnues se rapprochent, s'unissent d'une manière plus intime, et deviennent, dans cette nouvelle condition, plus forts et plus énergiques. Les organes intérieurs, tels que le tissu cellulaire, participent à cet état de rétraction, qui, loin de favoriser l'accumulation des humeurs et de la graisse, s'y oppose.

Il arrive assez souvent que des personnes chargées d'un trop grand embonpoint se font saigner de temps en temps, non absolument pour combattre cet embonpoint, mais pour apporter un soulagement à leur état. Au moyen de ces saignées, les maux de tête, les migraines, auxquels sont sujettes les personnes grasses cessent alors en grande partie, du moins pour un certain laps de temps, pendant lequel elles éprouvent un calme bien désiré. C'est parce que le sang diminue de volume, circule plus facilement, plus librement, dans ses canaux. Mais ce remède est ici bien funeste; car, nous l'avons déjà dit, rien ne favorise le développement du tissu adipeux comme les pertes de sang; et alors sous l'influence de ces saignées, faites de temps en temps, l'embonpoint augmente, et les étourdissements et les maux de tête, qui ne sont ici que le résultat de la pléthore lymphatique, ne font qu'augmenter.

Cullen a dit (1) « qu'il faut bien se garder

(1) *Éléments de médecine pratique.*

de saigner les personnes grasses ; les saignées, chez elles, ne feraient qu'affaiblir
le système et favoriser l'accroissement de
l'obésité. »

Affaiblir le système c'est appauvrir le
sang. Alors qu'existaient en France ces
grandes réunions d'hommes de tout âge
portant le nom de moines et rassemblés
dans un petit espace, le cloître, il arrivait
que l'autorité était appelée à calmer leur
excitation trop grande. Le moyen employé
était la saignée, *minuere monachum*, qui, en
appauvrissant le sang, ôtait au moine l'é-
nergie inhérente à la turbulence et lui ap-
portait la faculté d'engraisser.

Nous l'avons dit, l'obésité est liée au tempérament lymphatique, et, plus l'on saigne
quelqu'un, plus l'on favorise le développement de ce tempérament et, par suite, celui
de la graisse.

Les saignées sont donc défavorables au
traitement anti-obésique.

J'ai cherché dans les auteurs anciens et

modernes espérant y trouver quelques indications qui auraient pu me venir en aide, dans le travail que j'ai entrepris. Les historiens rapportent que les Lacédémoniens obligeaient les jeunes Spartiates à se présenter devant les éphores tous les mois, pour justifier de l'état de vigueur de leur corps; et dans le cas où l'un d'eux aurait acquis trop d'embonpoint, on le soumettait à un *entraînement* pour qu'il perdît ce surcroît de graisse. Il y avait, à Athènes et à Rome, des hommes qui faisaient métier d'engraisser et de dégraisser les esclaves; on les appellait *andropodocapeloi*. Les moyens employés dans ce but nous sont inconnus, mais, sans aucun doute, ils ne pourraient être mis en usage de notre temps.

Galien et après lui, Cœlius Aurelianus, ordonnaient des frictions douces pour augmenter et des frictions dures pour diminuer l'embonpoint. Ils conseillaient aux dames romaines qui avaient les seins trop développés de faire l'application d'un cataplasme composé de terre de Lemnos, d'un peu de

chaux, de suc de persil et de blanc d'œuf (1).
Beaucoup des mêmes dames, dont le mode de
s'habiller allait fort mal avec de gros seins,
employaient, pour en arrêter le développement, des boîtes fort légères qu'elles adap-
taient dessus et qui agissaient à l'instar des
moyens mécaniques dont se servent les
femmes chinoises pour emprisonner leurs
pieds et les tenir toujours petits (2).

(1) Composition de la terre de Lemnos, d'après l'analyse de Bergmann :

Silice..........................	47 parties.	
Carbonate de chaux............	5	7
Carbonate de magnésie.........	6	3
Alumine........................	19	
Oxyde de fer...................	3	
Perte de substance dans l'analyse.	19	
	100	»

(2) Il est rapporté que des femmes, à Rome, appli-
quaient sur leurs seins, pour les diminuer, un poisson
nommé *ange*, espèce de squale célèbre par sa voracité.
Et dans notre pays, sous le règne de Louis X, dit le
Hutin, l'on croyait en France, que certains sorciers
avaient l'art de fabriquer de petites figures en cire à la
ressemblance des personnes qu'ils voulaient faire périr
de consomption. Pour cela ils enfonçaient une aiguille

On trouve, dans les œuvres d'Hippocrate, des indications qui sont fondées sur la physiologie, et qui peuvent venir en aide au traitement anti-obésique. Pour diminuer le trop grand embonpoint : « Manger de façon, dit le père de la médecine, à se rassasier en mangeant le moins possible » (1). C'était conseiller de choisir des aliments très-nourrissants.

Cullen serait porté à la saignée, mais il est arrêté, ainsi que nous l'avons dit, par cette observation qu'il a faite que les personnes très-grasses ne supportent pas bien les évacuations sanguines.

dans la région du cœur de ces poupées et ils faisaient maigrir et dessécher à volonté ceux dont ils avaient représenté les images.

La femme du ministre Enguerrand de Marigny, mis en prison par ordre du Roi, fut accusée d'avoir eu recours à cette sorcellerie dans l'espoir de sauver son mari, et fut, pour cette cause, également jetée dans un cachot.

Sous l'influence de l'ignorance et de la superstition, on a employé beaucoup d'autres remèdes pour faire maigrir.

(1) *OEuvres d'Hippocrate*, traduction de M. Littré, vol. VI, pag. 77.

Il conseille un régime qui soit de nature à donner peu de matières nutritives, et par conséquent, il engage à vivre de végétaux et de lait.

Nous avons démontré combien ce genre de traitement est mal fondé.

Il ajoute que l'exercice est d'un grand secours, mais impossible à quelques obèses et très-pénible à la plupart des autres, il engage ces derniers à tâcher de vaincre peu à peu leur répugnance pour la marche.

L'auteur que je viens de citer (Cullen) rapporte qu'il a ouï vanter les effets du vinaigre et du savon, mais il craint que ces substances, en produisant un état âcre et salin du sang, n'aient des conséquences plus fâcheuses que la corpulence que l'on se proposait de corriger.

Aujourd'hui, il y a des personnes, qui pour se faire maigrir, ne craignent pas de boire, chaque jour, une certaine quantité de vinaigre plus ou moins fort. J'ai vu une dame à laquelle un pharmacien a fait prendre, chaque matin, pour le même but, la

valeur d'un verre à vin de Bordeaux, de suc
de citron avec trois ou quatre gouttes de
teinture d'iode. Au bout de quinze jours de
ce traitement, elle éprouva des douleurs
d'estomac atroces qu'elle conserva pendant
un an. Dans cet espace de temps, elle mai-
grit considérablement. Ce ne fut que lors du
rétablissement de sa santé qu'elle commença
à reprendre de l'embonpoint qui s'est accru
depuis, et pour lequel elle a été obligée de
venir réclamer mes soins. Mais toutes les
personnes qui ont ainsi maigri au moyen des
acides, n'ont pas l'avantage de recouvrer la
santé ; j'en ai connu qui sont restées maigres,
flétries et vieilles avant le temps, avec ce
qu'on appelle un estomac délabré. Les acides,
pour occasionner ces phénomènes, ont dé-
truit, brûlé les houppes muqueuses des vaisseaux absorbants du canal digestif, de sorte
que l'absorption des sucs nourriciers n'a plus
lieu qu'en quantité insuffisante pour nourrir
le corps qui dépérit.

L'iode est assez souvent prescrit dans le
même but. Pendant le temps que ce métal-

loïde est supporté par l'organisme, les personnes qui en font usage engraissent plutôt
qu'elles ne maigrissent. Ce n'est que quand
des troubles arrivent dans les digestions que
la diminution commence ; mais bientôt les
accidents deviennent tels, qu'on est obligé de
s'arrêter, et la santé revenant, l'embonpoint
reparaît de nouveau.

On a ordonné moins souvent l'arsenic,
qui agit exactement comme l'iode ; dans les
tempéraments lymphatiques des obèses, des
grosses personnes, la santé, en général, se
trouve mieux de ce sel à petite dose, et l'embonpoint augmente. Il y a des contrées, en
Bohème, où l'arsenic a la réputation, et bien
fondée là, d'entretenir la santé et d'augmenter même l'embonpoint, car ce n'est que
lorsqu'il vient à agir comme poison que l'a-
maigrissement commence.

Mais dans les circonstances dont nous parlons, quand l'amaigrissement a lieu par les
acides, par l'iode et l'arsenic, ce n'est pas seulement sur le tissu adipeux que la diminution
s'opère, c'est bien su les muscles, sur tout

l'organisme. C'est une destruction qui peut aller jusqu'à la mort (1).

C'est sans doute parce que certains fucus

(1) Brillat-Savarin, dans sa *Physiologie du goût*, rapporte qu'il habitait Dijon en 1776, où il suivait un cours de chimie sous Guyton de Morveau. Il avait, dit-il, alors une vraie *sympathie d'amitié* pour une très-jolie personne qu'il voyait souvent chez elle et dans le monde. Un soir qu'il la considérait avec plus d'attention qu'à l'ordinaire, il lui dit : « — Chère amie, vous êtes malade, il me semble que vous avez maigri. — Oh non, me répondit-elle avec un sourire qui avait quelque chose de mélancolique, je me porte bien, et si j'ai un peu maigri, je puis, sous ce rapport, perdre un peu sans m'appauvrir. — Perdre, lui répliquai-je avec feu, vous n'avez besoin ici de perdre ni d'acquérir ; restez comme vous êtes.

«Depuis cette conversation, j'observai cette jeune fille avec un intérêt mêlé d'inquiétude, et bientôt je vis son teint pâlir, ses joues se creuser, ses appas se flétrir. Un soir elle me fit l'aveu que, fatiguée des plaisanteries de quelques-unes de ses amies, qui lui annonçaient qu'avant peu elle serait aussi grosse que saint Christophe et, aidée des conseils de quelques autres, elle avait cherché à maigrir et, dans cette vue, avait bu, pendant un mois, un verre de vinaigre chaque matin : elle ajouta que, jusqu'alors, elle n'avait fait à personne la confidence de cet essai.

» *Je frémis à cette confession* et j'en fis part aussitôt à sa mère, qui ne fut pas moins alarmée que moi. L'on onsulta, l'on médicamenta, peines inutiles ! les sources

maritimes contiennent de l'iode, qu'on en a
ordonné. J'ai vu des personnes qui avaient
pris de ce genre de varech jusqu'à deux cents
pilules par jour et en teinture, et qui n'en
avaient éprouvé que du gonflement, avec une
perte de l'appétit. Pourquoi ne pas ordonner
l'iode même ou l'iodure de potassium, car il
y a également dans cette plante de la potasse
et de l'iode.

M. Ch. Roche, que nous avons déjà cité,
rapporte que le docteur Melier a vu maigrir très-rapidement une dame d'un grand
embonpoint pendant l'usage du bicarbonate
de soude et du soda-water qu'il lui avait
prescrits dans un autre but. Si ce fait se re-
produisait, continue M. Roche, ne serait-on
pas tenté de dire *que les substances alcalines
saponifient la graisse chez l'individu vivant
comme elles le font après la mort, et que le composé qui en résulte, étant plus soluble, devient*

de la vie étaient irrémédiablement attaquées. La jeune
fille s'éteignit peu de temps après, en jetant des regards
douloureux vers un avenir qui ne devait pas exister
pour elle.

plus facilement absorbable; quoi qu'il en soit, il serait utile de répéter l'expérience (1).

J'ai été, par ces indications, porté à employer les alcalis pour diminuer l'embonpoint, et eux seuls, sans régime, ne m'ont procuré aucun résultat.

On a ordonné (en Angleterre principalement) les bains alcalins contre l'obésité. Ils n'ont aucune action sur elle. Les établissements d'eaux minérales alcalines augmentent l'embonpoint chez plus de visiteurs qu'elles n'en font maigrir, et, quand l'amaigrissement a lieu, c'est en très-petite quantité et pour un temps plus ou moins court.

Vichy est de tous les établissements d'eaux minérales alcalines, le plus fréquenté. J'ai eu l'occasion de voir un grand nombre de personnes qui y étaient allées, mais inutilement, dans l'espoir d'y voir diminuer leur embonpoint.

La saponaire officinale, trop négligée aujourd'hui en médecine malgré ses grandes

______

(1) *Dictionnaire de médecine et de chirurgie pratiques,* art. *Obésité.*

vertus, a attiré mon attention. La décoction de ses racines et de ses feuilles contient un mucilage alcalin qui a réellement de l'action dans les affections strumeuses, les obstructions, etc. Je m'en suis servi inutilement pour combattre le trop grand embonpoint.

Un grand nombre d'auteurs anciens ou modernes et beaucoup de médecins d'après eux, conseillent, pour maigrir, de manger moins que le corps ne perd ; c'est ordonner le dépérissement de tous les organes à la fois, aussi bien des muscles, des nerfs, du sang que de la graisse : c'est altérer la santé.

Ils défendent l'emploi habituel d'aliments très-nutritifs, comme la viande de boucherie, le gibier, etc., et ordonnent pour diminuer l'embonpoint une nourriture principalement végétale. Le lecteur en se rappelant les considérations qui précèdent, est à même de juger combien est grande l'erreur de ces auteurs qui, du reste, finissent par avouer que pour eux l'obésité est incurable.

Terminons la série des moyens que l'on peut employer comme adjuvants au traitement du trop grand embonpoint, en citant ce que j'ai dit ailleurs (1) :

« Il y a beaucoup de personnes qui, ayant adopté un genre de vie de chaque jour, ne peuvent en changer sans qu'elles y soient forcées par des circonstances indépendantes de leur volonté, autrement elles en feraient la promesse que, dès le lendemain, peut-être le jour même, elles n'auraient pas la force de la tenir. Le régime à suivre pour diminuer l'embonpoint n'est pas possible alors; car il y a un choix à faire parmi les aliments, et qui peut contrarier les habitudes que l'on a contractées à la maison. En voyage, on a l'esprit tout autrement occupé que chez soi; on peut dire qu'en changeant de lieu, les habitudes, les goûts changent. Voilà comment les voyages sont excellents dans le traitement contre le trop grand embonpoint. Le mouvement, le grand air, aident au régime. Il importe seulement de faire un bon

____

(1) *De l'influence des voyages sur l'homme et sur ses maladies.* 1 vol. in-8, 4ᵉ édition.

choix du pays où l'on doit voyager : éviter
les contrées humides dans tous les temps,
et, en été, choisir un climat tempéré, sain
comme celui de la France, de la Suisse, du
Tyrol, de la haute Italie et de l'Autriche. En
hiver, l'on peut visiter les stations médicales
des bords de la mer Adriatique, de la mer
Tyrrhénéenne et Ligurienne. »

L'usage du tabac est tellement répandu
en France, aujourd'hui, qu'il y a fort peu
d'hommes qui, en venant réclamer des conseils pour diminuer leur trop grand embonpoint, ne vous demandent si l'emploi de
cette solanée, *fumée* ou *chiquée*, a quelque
influence sur la marche du traitement anti-
obésique.

La première réflexion que l'on doive faire
à ce sujet c'est que ce n'est point par *mode*
et pour suivre le mouvement qui entraîne
ses amis, ses compatriotes, que l'on fume
ou que l'on chique le tabac, mais bien par
instinct, parce que, dans son emploi, on
trouve quelque chose qui fait plaisir à la
nature, quelquefois à un degré assez puis-

sant pour faire oublier et négliger des devoirs importants.

Ce qui le prouve encore, c'est que cette plante séduit les hommes qui sont le plus éloignés de l'état de civilisation, tout aussitôt qu'ils la connaissent. Le nègre, le Hottentot, le Samoyède, le Lapon, le Japonais, l'Indien, le Chinois, l'Arabe, ont une passion plus vive pour le tabac que les Turcs qui l'aiment déjà beaucoup.

Elle a donc un effet réel et direct sur l'organisme, lequel effet ne peut cependant pas être classé parmi ceux que donnent les substances alimentaires. Elle ne procure, je pense, rien qui puisse s'assimiler à nos organes.

Il y a cependant un fait à noter, c'est qu'aussitôt qu'il existe un trouble dans les fonctions digestives, tel qu'un embarras gastrique, le désir de chiquer et de fumer ne vient pas à la personne qui est ainsi malade; bien plus, elle a une véritable répugnance pour le tabac, laquelle répugnance fait place de nouveau au désir d'en user, ausitôt que la santé se rétablit; et ce n'est que quand il s'agit des maladies du tube digestif qu'il en est ainsi; car, dans toute autre affection, dans celles qui ont leur siége aux poumons, aux bronches, au cœur, le médecin est obligé d'interdire l'usage du tabac, qui serait continué alors avec des conséquences fâcheuses.

Cependant le corps reçoit moins du tabac que de l'ingestion des substances alcooliques concentrées, dont l'effet sur les nerfs encéphaliques et le cerveau lui-même, a quelque ressemblance.

Si l'usage de la *pipe* et de la *chique* calme la faim, cela doit être encore à la façon des alcools concentrés.

On a attribué à l'habitude de fumer la cause de beaucoup d'indispositions et de maladies même, telles que la perte de l'appetit, les mauvaises digestions produites par le manque de salive qui a été excrétée en trop grande quantité par l'effet du tabac, l'hydropisie, l'anasarque, la consomption, et des cancers de plusieurs sortes.

Tout cela peut arriver, mais, sans aucun doute, c'est exceptionnellement, car on ne s'est pas aperçu que, depuis l'usage si fréquent de cette substance, on ait eu à constater p'us de cas de ces maladies produits par l'effet du tabac qu'auparavant.

Il est certain qu'aujourd'hui il est indispensable à beaucoup de monde, pour avoir une bonne digestion, de fumer un cigare ou une pipe après leur repas (1).

D'une part, il serait quelquefois impossible et toujours très-pénible pour un homme qui a l'habitude de fumer de s'en abstenir.

De l'autre, on ne peut trouver une raison qui puisse faire défendre l'usage du tabac à un homme trop gros. Bien au contraire. Son emploi occasionne des sécrétions, il excite les organes à se délivrer des mucosités qui les embarrassent. Que de per-

(1) Je ne parle pas ici de l'usage du tabac *prisé*. Ce mode d'emploi a un effet principalement local sur l'organisation, et qui ne peut aller jusqu'à attirer l'attention lorsqu'il s'agit de la nutrition du corps.

sonnes attribuent à l'usage du tabac fumé d'être délivrées, chaque matin, d'une pituite qui, sans ce remède, les incommoderait toute la journée !

Que de personnes prétendent combattre ainsi victorieusement des anciens catarrhes, des asthmes, etc., parce que le tabac excite l'expectoration ! Enfin, l'usage de cette substance enlève toujours quelque chose au corps et ne lui en apporte point ; il ne peut donc être défendu aux personnes qui demandent à diminuer.

Le mode de traitement du trop grand embonpoint, tel que je viens de l'exposer, et qui, suivi pendant de longues années sous mes yeux par un très-grand nombre de personnes, a été pour moi une occasion de constater que l'on peut parfaitement faire d'une constitution lymphatique un tempérament sanguin. Par une alimentation azotée, et principalement par l'abstention d'une grande quantité de liquides, on parvient, en quelques années, à opérer une transformation aussi complète de l'organisme. J'ai soigné des obèses, étant par conséquent lymphatiques, qui, après avoir perdu leur grand embonpoint et continué le régime azoté pendant quelques années, ont fini par être tellement sanguins qu'ils pouvaient impunément se livrer aux plaisirs de la table sans craindre l'obésité.

CHAPITRE IV.

Lorsque l'on expose une théorie nouvelle
qui se trouve en opposition avec tout ce qui
a été dit sur le sujet que l'on traite, cette
théorie, serait-elle aussi évidente que la
lumière du jour, il est indispensable, pour
la faire adopter par la plupart du monde,
de l'accompagner de faits qui viennent en
démontrer la certitude.

Depuis l'année 1850, époque de mes premières publications sur l'art de diminuer
l'embonpoint, un grand nombre de personnes ont eu l'occasion de mettre à profit
les conseils que nous avons vus précédemment. Je me bornerai ici à relater quelques
faits pris parmi les plus remarquables, par
leur importance. Grâce à l'usage fréquent

que l'on fait aujourd'hui de la photographie,
je peux donner quelques portraits qui ne
feront que corroborer la certitude de ces
faits.

En l'année 1859, M. X....., habitant le
Brésil, sa patrie, et non loin de Rio-Janeiro,
se trouvait fort incommodé par son état
d'obésité. Agé seulement de 30 ans, il était
arrivé à ne pouvoir plus marcher. Il s'était
d'abord servi du cheval pour faire ses promenades et ses excursions; mais il était arrivé à ne pouvoir plus supporter les mouvements de sa monture, quand elle était en
marche. Il était condamné, lorsqu'il voulait
aller d'un lieu à un autre, à se placer dans
un palanquin que des nègres transpor-
taient sur leurs épaules. Il était atteint de
suffocations sous l'influence du plus petit
effort pour faire un mouvement. Les nuits
étaient pour lui des heures de fatigue extrême, ne pouvant s'étendre et étant forcé
d'avoir la tête toujours extrêmement haute,
comme dans la position assise. Il était cou-
vert d'une sueur continuelle, comme la plu-

part des obèses. Et ici cette sueur était favorisée par un soleil tropical. M. X..... pesait 300 livres. Ci-joint son portrait. Il était dans de telles conditions, lorqu'il reçut de France un numéro du journal *la Presse*, dans lequel il était question de ma méthode pour diminuer l'embonpoint.

Il fit venir de Paris le livre où mes préceptes étaient indiqués et en fit l'application sur lui-même. Dans un ouvrage (1) qu'il a fait, en l'année 1861, sur l'obésité, il rapporte comment il suivait les phases de son amaigrissement en se pesant de temps en temps et marquant chaque fois son poids. Quoique son livre soit écrit en brésilien, je vais rapporter ce qui a trait à cet amaigrissement. Le lecteur pourra s'en rendre compte :

« Em um bello dia, lendo o jornal francez *la Presse* deparou por acaso com o annuncio

______

(1) *Tratamento da obesidade* (gordura excessiva) secundo o systema da Dr Dancel, sem a menhor atteração da sande pelo....

da obra do D' Dancel, como era um livro
scientifico, foi isso bastante para o convidar
a lel-o; a deligencia d' um bon amigo fez
que em pouco tempo viesse a obra de Paris,
a qual foi logo lida, decorada e posto em
prática o systema. Certo, ninguem teria
maior constancia de seguir esse regimen
ainda que facil e racional, foi so a abstenção
dos liquidos que mais custou! porêm querer
é poder : tudo se consegue sabendo-se espe-
rar; assim pois aconteceu. Teve isto lugar
creio que nos principios de Junho, um mez
depois já o resultado era palpavel : assim
continuou progressivamente athé que em
agosto quiz pesar-se; porque já muita gente
se admirava de sua magreza! Havia muito
tempo que não se tinha pesado desde a ul-
tima vez que soube que seu peso orçava a
300 libras. Com effeito em 8 d'agosto pesou
217 libras. Depois em todos os mezes e nos
mesmos dias notou a differença que fazia.—
Em septembro 210 libras, outubro 202 libras, novembro 194 libras, dezembro 190
libras. Em 1860. — Janeiro 182 libras, fe-

veiro 182 1/2 libras, março 180, abril 180 1/2 libras, maio 176 libras, junho 178 libras, julho 179, agosto 176, e septembro 176 libras. Depois foi fazer uma visita ao D'Dancel a Paris, em sua casa em dias do mez d'outubro pesou 164 libras. Em novembro partio para Londres onde se demorou duos mezes, e de volta a Paris não se pesou mais senão no dia 15 de março deste anno, e foi ainda o D'Dancel quem teve a bondade de notar que tinha havido uma differença de mais 6 libras, pesando agora 170 libras· Convem observar que nos ultimos tempos o tratamento não era tão restricto : tinha já alargado mais o circulo das incompatibilidades. É verdade que nunca se esquecia do *verbo*, principalmente, e dos liquidos, so o *quantum satis*.

Ainsi qu'on a pu le comprendre, M. X..... pesait 300 livres avant de se soumettre à mon traitement, et, quand il l'eut terminé, son poids était seulement de 164 livres. Diminution obtenue : 136 livres. Il vint alors en Europe, à Paris. Il me fit, ainsi qu'il le dit,

une visite, au mois d'octobre, et je consta-
tai qu'en effet M. X...... ne pesait plus que
164 livres.

Il dit encore qu'il partit pour Londres au
mois de novembre, d'où il revint à Paris
quelques mois après. Le 15 mars suivant,
il pesait 170 livres, c'était donc 4 livres de
poids qu'il avait reprises; mais, ainsi qu'il
le fait observer, pendant son voyage en Europe il avait cessé de suivre le régime anti-
obésique et avait bu beaucoup de bière. La
manière dont la disparition de l'obésité de
cet homme s'est opérée prouve bien la certitude de mon traitement; car cet homme
se borne à faire venir de France le livre
où sont établis mes préceptes, qu'il met en
pratique, et sans aucun autre moyen pris
à la thérapeutique, sans médication d'aucune espèce, et rien que par le régime alimentaire, il perd 136 livres. Le temps qu'il
dit avoir mis à obtenir ce résultat a été un
peu long; mais le bénéfice n'en a pas moins
eu lieu. Ci-joint la photographie après le
traitement.

— Je mets ici sous les yeux du lecteur la photographie d'un homme qui a réclamé mes conseils pour le délivrer de son obésité. Je regrette que son traitement ne soit pas encore terminé; c'est seulement alors qu'il le sera que je réclamerai la deuxième image. Cependant le cas est assez remarquable pour que, dès à présent, il soit le sujet d'un petit article.

Dans le courant de l'année 1866, madame T....., en m'envoyant la photographie de son mari, auprès duquel elle se trouve elle-même représentée, m'écrivit de la Martinique, à Fort-de-France, où elle habite, une lettre dans laquelle elle m'exposait la situation de M. T..... Il est mulâtre, âgé de 66 ans; sa hauteur est de 1 mètre 40 centimètres, et sa grosseur, prise à la taille, mesure exactement aussi 1 mètre 40 centimètres; il pèse 320 livres. Il a jusqu'ici partagé avec sa femme les travaux qu'exige l'exploitation d'un hôtel pour les voyageurs. La principale occupation de M. T..... est de faire la cuisine.

Il était dans sa jeunesse d'une grosseur ordinaire, mais, à la suite d'une maladie qui nécessita plusieurs saignées, il engraissa considérablement. Depuis dix ans, sa grosseur, qui ne fait qu'augmenter, a été et est de plus en plus la cause d'accidents et d'infirmités. Il ne peut faire sa cuisine qu'étant assis dans un fauteuil à roulettes que deux nègres roulent d'un fourneau à l'autre. Il a mille peines à marcher le temps voulu pour traverser le salon de son hôtel. Il a une oppression continuelle qui est augmentée par les plus petits mouvements. Tout aussitôt qu'il vient à dormir, il se produit un sifflement aigu qui semble sortir du fond de sa poitrine. S'il tousse, ses yeux deviennent comme injectés de sang. La graisse le gêne considérablement, aux aisselles, aux aines, à la naissance des cuisses, où il se coupe comme des jeunes enfants très-gras, ce qui lui occasionne des douleurs qu'il compare à celles d'une brûlure. Les jambes sont d'une dureté remarquable; les pieds sont en partie recouverts par le bas des jambes tuméfiées et qui sont venues tomber dessus. La peau se fend par places. La sueur tache en jaune son linge, et elle est d'une ténacité telle qu'elle résiste quelquefois à la lessive. M. T..... a une hernie ombilicale; il est poursuivi par une envie continuelle de dormir.

Il a une soif assez vive et assez fréquente, et ne boit que de l'eau à ses repas; il mange la plupart du temps des légumes et des fruits ainsi que de la farine de manioc (1) préparée de différentes manières et qu'il préfère au pain. Entre ses repas, il prend souvent des limonades.

(1) Le manioc, *Jatropha manihot*, Lin., arbrisseau de la famille de Euphorbiacées orginaire des contrées chaudes de l'Amérique, est principalement cultivé aux Antilles où il entre dans l'alimentation des habitants et fait en grande partie la base de celle des nègres et des manœuvres.

La racine du manioc, tubéreuse, charnue, grosse comme le bras, est constituée en grande partie par une substance féculente très-recherchée par les Américains. Au moyen de différentes préparations, ils en extraient une farine qu'ils mangent, arrangée de la même manière

La dernière fois que j'ai eu des nouvelles de M. T... La femme m'écrivait que son mari après les trois mois du traitement qu'il suivait avait perdu déjà 54 livres de son poids,

que le riz; 60 grammes de cette farine cuite avec de l'eau suffisent pour le repas d'un homme.

Comme dans toutes les euphorbiacées, la racine du manioc contient un suc vénéneux et ici d'une virulence très-forte. Dans un mémoire communiqué à l'académie de Berlin, en 1764, le Dr Firmin rapporte avoir fait des expériences sur la vertu du suc exprimé de cette racine fraîche. Il fit mourir en peu de temps divers animaux avec ce suc. On en donna en sa présence 35 gouttes à un esclave condamné à mort comme empoisonneur. Cet homme expira au bout de six minutes, après avoir poussé d'horribles hurlements et donné le spectacle des contorsions les plus violentes, des mouvements convulsifs les les plus épouvantables.

Quand on exprime la racine de manioc pour en faire sortir le suc qu'elle contient, ce suc entraîne avec lui une fécule très-fine, qui, lavée à plusieurs eaux, après la décantation du suc, est du plus beau blanc et qui crie, comme l'amidon, sous les doigts qui la froissent, c'est ce que l'on vend en Europe sous le nom de *tapioca*.

Le suc de la racine du manioc est extrait avec tant de soin de la farine de cette même racine, qu'il n'a jamais été la cause d'un empoisonnement.

qu'il était beaucoup moins oppressé, qu'il pouvait sortir et faire chaque jour une promenade assez longue au bord de la mer. Il n'était plus poursuivi par les envies continuelles de dormir. Ses jambes avaient perdu de leur grosseur, et la peau y était moins tendue. Madame T... m'écrivait encore que de quatre aunes de toile de Nankin qu'elle achetait habituellement pour faire un pantalon à son mari, il ne lui en fallait plus que trois aunes.

J'ai dit précédemment que l'on peut obtenir la diminution de l'embonpoint, d'une manière normale, au moyen du régime alimentaire seulement, et tel que nous l'avons indiqué. Nous avons vu dans l'exemple fourni par cet habitant du Brésil que l'on peut arriver même à faire disparaître une véritable obésité. Cependant quand il s'agit d'un embonpoint porté à un excès comme celui qui affligeait M. T..., de la Martinique, je conseille l'adjonction de quelques purgatifs; et j'ai exposé assez longuement, dans mon *Traité de l'obésité*, comment j'étais arrivé

à donner, parmi ces purgatifs, la préférence
à la scammonée, dans ces cas d'obésité. Avec
l'emploi de ces médicaments on abrége la
durée du traitement, aussi M. T., se purge-t-il
de temps en temps; mais, je le répète, c'est
dans le régime seul qu'il faut placer la cause
fondamentale de la diminution de l'embonpoint.

— Parmi les premières personnes que j'ai
ainsi délivrées de leur grand embonpoint,
c'était en l'année 1849, je citerai en toutes
lettres (il me l'a permis) M. Guénot, marchand
boulanger à Paris, rue Saint-Martin, où il
habite encore aujourd'hui.

Sa mère, marchande à la Chapelle près Paris, le fit monter dans une voiture et l'amena
chez moi. Il était tout essoufflé d'avoir monté
un étage pour arriver à mon appartement.
Je le fis asseoir sur un divan, où il tomba
bientôt dans une espèce de somnolence d'où
nous avions de la peine, sa mère et moi, à le
tirer, pour prendre part à notre entretien.
Cet homme était âgé de vingt-huit ans; il
était haut de 1 mètre 50 centimètres, et la

circonférence de son corps prise à l'ombilic mesurait 1 mètre 29 centimètres. Il ne pouvait faire que quelques pas sans être pris d'une oppression suffocante. S'il restait un peu debout, il lui survenait de fortes douleurs de reins, et, quand il était assis, une envie insurmontable de dormir le prenait et le rendait inapte à s'occuper de ses affaires. Au lit, il était obligé de s'y tenir presque assis au moyen de plusieurs oreillers placés derrière lui. S'il lui arrivait, dans son sommeil, de se rapprocher de la position horizontale, il était pris de fortes quintes de toux dans lesquelles il expectorait beaucoup de glaires avec violence et précipitation. Chaque matin, on était obligé de changer ses draps de lit, qu'il avait salis par ses crachats.

Il avait la figure rouge; les veines de la tête et principalement celles des tempes étaient visiblement plus saillantes qu'à l'ordinaire. La circulation du sang était tellement gênée dans cette partie supérieure du corps, qu'il ne pouvait supporter la compression qu'y exerçait son chapeau sans éprouver des éblouissements. Il lui était impossible de se pencher un peu vers la terre sans être pris de ces derniers accidents d'une manière effrayante.

Sa tête était le siége d'une transpiration presque continuelle qui augmentait au plus petit mouvement qu'il faisait.

Il avait mis tout en œuvre pour sortir de cet état si inquiétant pour lui. Il s'était fait saigner et purger souvent. Son médecin l'avait mis au régime des légumes; il s'était abstenu de manger autant que son appétit le demandait. On lui avait conseillé de travailler avec ses garçons et de marcher ; il n'avait pu le faire ; alors on lui prescrivit de monter à cheval, mais il ne pouvait y rester quelque temps sans éprouver la plus grande fatigue dans les reins. Il était donc réduit à rester assis dans son fauteuil, en proie à des somnolences continuelles. Il avait été réformé du service de la garde nationale.

Au bout de treize jours de mon traitement M. Guénot alla à pied de son domicile rue Saint-Martin à la Chapelle rendre une visite à sa mère. Ce qui l'étonna le plus, m'a-t-il dit, c'était d'avoir fait ce trajet sans avoir été obligé d'ôter son chapeau de sa tête.

A partir de ce moment, il put faire chaque jour une assez longue promenade à pied.

Après trente jours de traitement, de 95 kilogrammes (190 livres, poids considérable relativement à la taille) M. G... ne pesait plus que 87 kilogrammes (174 livres). C'étaient 16 livres de diminution. De 129 centimètres de circonférence il était descendu à 111 centimètres. Il avait donc perdu 18 centimètres. Son agilité revenait et sa tête était beaucoup dégagée. Il était beaucoup moins oppressé.

Durant deux mois encore M. G... suivit ce traitement, pendant lesquels il vit sa graisse s'en aller et son activité physique et morale, très-grande avant son obésité, reparaître dans toute sa force. Il avait perdu 25 kilogrammes de poids et 60 centimètres de circonférence.

M. G... avait naturellement le cou très-court. Par la grande quantité de graisse qui était venue envahir tout son corps, il était arrivé que le cou n'était plus dessiné, le bas des joues se confondait avec la partie supérieure de la poitrine. Une fois maigri, on voyait de nouveau les os de la mâchoire inférieure sous la peau qui s'était rétractée, et sans qu'il y eût le plus petit pli, la plus petite ride (1).

A la place d'une face d'homme âgé, d'homme hébêté, que lui avait donnée l'obésité, M. G... reprit la figure d'un homme

(1) Il n'est pas rare de rencontrer des personnes qui, de très-grasses qu'elles étaient, sont devenues plus ou moins maigres, soit par maladies, soit par des chagrins, soit pour avoir pris des substances destructives pour diminuer leur embonpoint, et ces personnes ainsi amaigries présentent le plus souvent des rides. On voit que la peau, chez elles, n'est plus tendue. On pourrait dire qu'il y en a trop. Cela provient de ce que cet amaigrissement est occasionné par un état maladif du corps, et que la peau participe à cet état et qu'elle a perdu sa force rétractile.

Toutes les personnes qui, au moyen de mon traitement ont perdu beaucoup d'embonpoint n'ont point eu ces désagréments, parce que leur corps, nourri pendant ce jeune, avec la physionomie et l'expression qui dénotent l'intelligence dont il était doué. Il put alors prendre pendant la nuit une position horizontale dans son lit et le jour vaquer à ses affaires.

Cette observation est remarquable par les accidents qui menaçaient cet homme obèse : sa tête était le siége d'une congestion au milieu de laquelle la circulation sanguine était singulièrement empêchée. L'on pouvait craindre à tout instant une catastrophe, et les médecins qui ont donné des conseils à M. Guénot l'ont saigné et traité comme ayant trop de sang, en se fondant sur les phénomènes morbides cérébraux qu'il présentait.

traitement d'aliments succulents et fortifiants, loin d'être affaibli, a reçu une force que bien souvent il n'avait pas. Il y a dans ma correspondance une lettre que m'a écrite une dame de Rouen qui m'annonce l'heureux résultat de mon traitement, en me disant : *Ce qui me fait le plus de plaisir, c'est qu'à la suite de votre traitement, mes chairs sont restées fermes, ma peau n'a aucune ride, ce qui n'avait pas eu lieu lorsque je maigris il y a quelques années, à la suite d'une grave maladie.*

Cependant il n'a pas perdu une goutte de sang pendant et depuis mon traitement, et tous les accident ont disparu. Plus de somnolences, de vertiges ; il n'a plus les veines de la tête gonflées ; cette partie n'est plus le siége d'une transpiration extraordinaire hab.tuelle.

Ses muscles sont plus dessinés sous la peau ; ses membres n'ont plus les formes, les contours arrondis qu'ils avaient, et qui appartiennent plutôt à une femme qu'à un homme.

—A la fin de l'année 1851, Wimy tenant l'hôtel du Lion-d'Or, à Marle, département de l'Aisne, faisait journellement les fonctions de chef de cuisine. Peu à peu il prit de l'embonpoint, et il était complétement obèse à l'âge de quarante ans. Il ne pouvait plus marcher. Il était réduit à recevoir ses voyageurs en restant assis dans son fauteuil. Il était de la taille d'un mètre soixante-six centimètres, il pesait cent trente-cinq kilogrammes (deux cent soixante-dix li-vres), *et mesurait de circonférence au*

ventre un mètre cinquante-cinq centimètres.

Il avait peu d'appétit, des douleurs dans
les reins, une toux presque continuelle, des
pituites tous les matins, des envies continuelles de dormir, les jambes œdématiées.
Il passait de très-mauvaises nuits, assis
dans son lit.

Après cinq mois du traitement que je lui
fis suivre, M. Wimy ne pesait plus que
quatre-vingts kilogrammes (cent soixante
livres), soit cent dix livres de diminution.
Il ne mesurait plus au ventre que quatre-
vingt-deux centimètres, soit soixante-treize
centimètres en moins. Il avait été délivré de
sa toux continuelle; il n'avait plus les jambes
œdématiées; il pouvait vaquer de nouveau
à ses affaires et se reposer la nuit, dans son
lit, du sommeil le plus calme.

—Dans le courant de juin de l'année 1855,
M. le baron X., qui habitait ordinairement
l'Italie, où il s'occupait de grandes affaires
industrielles, vint en France après avoir été
forcé de tout abandonner à cause d'un trop

grand embonpoint qui s'était emparé de sa personne. Il fut prendre un logement à Saint-James, derrière le bois de Boulogne, rue de Longchamps, 68. Quoique ses goûts l'eussent porté à demeurer à Paris même, il avait donné la préférence au pavillon du quartier Saint-James, parce que là il habitait le rez-de-chaussée et n'avait pas d'escaliers à monter pour rentrer chez lui, comme cela a lieu ordinairement à Paris. M. le baron X... était obligé de faire les plus grands efforts et de prendre de très-grandes précautions pour pouvoir, quand il était dans son jardin, remonter les trois marches qui se trouvaient à l'entrée de sa maison. Il pesait trois cent vingt livres, poids énorme, quoiqu'il fût d'une stature élevée. Il passait les nuits dans son lit plutôt assis que couché, et ne pouvait se mettre sur un des côtés sans être pris d'une toux qu'il avait presque continuellement, et sans sentir survenir une espèce de suffocation. Il lui arrivait de se lever plusieurs fois dans *la nuit pour aller ouvrir la croisée et y pui-*

ser, disait-il, une dose d'air. Sa figure était bouffie, une énorme masse de graisse tenant au menton et aux joues allait tomber sur sa poitrine. Son ventre était très-gros, ses jambes et ses pieds étaient infiltrés; la peau y était tellement tendue qu'elle menaçait de se fendre, aussi était-elle le siége de démangeaisons que M. le baron X... calmait avec l'application de compresses trempées dans de l'eau blanche.

Il était poursuivi par une envie continuelle de dormir et était devenu indifférent à tout ce qui se passait autour de lui. Quelquefois, en se rappelant sa grande énergie qu'il avait perdue, il disait qu'il ne devait pas y avoir beaucoup de différence entre la mort et l'état dans lequel il se sentait plongé.

Il avait un très-grand appétit; il mangeait la valeur d'un kilogramme de viande à déjeuner, avec beaucoup de légumes et du dessert; au dîner, il prenait beaucoup de potage qui, très-souvent était représenté par du macaroni à l'italienne. C'était, disait-il, son régal; il en mangeait plus d'une demi-livre. Ce qui ne l'empêchait pas de prendre de tous les autres plats, toujours nombreux sur la table, soit en viande, soit en légumes.

Il lui fallait, à chaque repas, trois cents grammes de pain environ. Il buvait, à son déjeuner, au moins une bouteille et demie de vin de Bordeaux avec beaucoup d'eau. de Seltz; à son dîner, toujours une bouteille de Bordeaux, une bouteille de Champagne, et plusieurs verres de vins de liqueurs, et, comme au déjeuner, beaucoup d'eau de Seltz.

Il faisait usage, chaque jour, de café noir, de thé, de beaucoup de genièvre, d'eau-de-vie et de rhum.

Je le soumis au traitement anti-obésique, dont M. Lethiers, médecin à Paris, neveu de M. le baron, suivit les effets.

Pour ce qui est relatif au régime alimentaire, il était impossible, pour les raisons que nous avons dites, d'exiger de cette personne *qu'elle se reduisît tout d'un coup à la quan-*

tité de boisson que le traitement peut admettre ; il en était de même pour les aliments solides.

Aussi, je conseillai à M. le baron X. de manger toujours à son appétit, mais en prenant moins de légumes, et en buvant chaque jour également un peu moins.

A la fin du premier mois, M. le baron X. était arrivé à ne boire que deux litres par jour et à ne manger que fort peu de légumes ; il s'était privé de tous les aliments qu'on désigne sous le nom d'entremets.

Il avait diminué, dans cet espace de temps, de vingt-six livres. Il n'était plus oppressé ; il n'avait plus de somnolences ; il ne toussait plus et il pouvait dormir tranquillement dans son lit, sans être obligé de se lever de temps en temps ; mais ses jambes restaient toujours grosses et infiltrées. Pour ce dernier accident, qui ne disparaissait pas, je lui conseillai d'entourer, chaque soir, ses membres inférieurs, jusqu'au-dessus du genou, de compresses pliées en plusieurs doubles et trempées préalablement dans du vin du

Roussillon, dans lequel, étant étendu d'un peu d'eau, on avait fait bouillir des branches de romarin, d'hyssope et de lavande. On laissait ainsi ces compresses à demeure toute la nuit, jusqu'au lendemain matin qu'on les retirait. Après quoi l'on essuyait bien les parties qui étaient mouillées.

Dix ou douze applications ainsi faites furent suffisantes pour donner du ton aux parties infiltrées, pour y activer et faciliter la circulation sanguine et lymphatique et par conséquent, pour dégorger ces membres et leur faire reprendre leur grosseur normale.

Le traitement fut continué pendant quatre mois encore, je puis dire avec une sévérité dans le régime de plus en plus grande et de plus en plus facile.

Au commencemeut de l'hiver, cinq mois après avoir commencé le traitement, M. le baron X. vint à Paris habiter, rue de Berlin, 20, un appartement au troisième étage, où il montait avec la plus grande facilité. Il déjeunait à midi avec une demi-douzaine d'huîtres, *une côtelette de mouton, le plus* souvent sans légumes; il prenait un peu de fromage de Roquefort pour dessert, 250 grammes de pain tout au plus, une demi-bouteille de vin blanc avec très-peu d'eau, et une demi-tasse de café noir. Voilà son alimentation du matin, et il ne mangeait plus qu'au dîner. Il prenait alors peu de soupe, qui était souvent remplacée par du macaroni à l'italienne ; il mangeait 500 gr. de viande avec un peu de salade et de légumes; pas de mets sucrés, et fromage de Roquefort pour dessert; il buvait, à ce repas, peu d'eau avec une demi-bouteille de vin de Bordeaux et une demi-bouteille de champagne, demi-tasse de café noir avec verre d'eau-de-vie et de chartreuse; le soir, une petite tasse de thé.

Il pesait alors 75 livres de moins que lorsqu'il avait commencé à se traiter. Cette masse de graisse qu'il avait eue au bas de la figure, sous le menton, était disparue sans que la peau y fût ridée ; il était devenu souple, alerte et jouissait d'une parfaite santé.

Il quitta Paris pour retourner en Italie, qu'il habite encore aujourd'hui.

— Madame P..., demeurant aujourd'hui à Gênes (Piémont), habitait, à la fin de l'année 1850, avec son mari, docteur en médecine, boulevard Poissonnière, 20, à Paris. Elle était âgée de 55 ans environ, d'une taille élevée ; elle pesait deux cent cinquante livres. Depuis plus de quinze ans, elle avait atteint cette grosseur, et, depuis la même époque, elle passait la plus grande partie de ses jours dans un fauteuil, étant le plus souvent malade. Elle était atteinte, selon son mari et les nombreux collègues qui venaient la voir, tantôt d'une bronchite interminable, tantôt d'une maladie du cœur, d'autres fois c'étaient des douleurs rhumatismales. Quand ces maladies lui donnaient un peu de répit, elle était privée de faire une promenade à pied, à cause des douleurs de reins insupportables et de la forte oppression qui la prenaient après avoir fait quelques pas.

Les nuits n'étaient pas meilleures. Vou-

lait-elle s'étendre, prendre la position horizontale et dormir ainsi dans son lit : aussitôt que le sommeil arrivait, des vertiges, des cauchemars, des hallucinations les plus pénibles venaient s'emparer d'elle, de manière à lui faire craindre de s'abandonner au sommeil.

Madame P... avait besoin de plusieurs oreillers derrière elle pour dormir au lit ; mais elle n'y éprouvait pas les suffocations que j'aurais supposé, vu son grand embonpoint, qu'elle aurait dû ressentir lorsqu'elle n'avait pas la tête soutenue très-haut. Ce qu'il y avait de plus remarquable ici à noter, c'étaient les cauchemars affreux qu'elle éprouvait pendant le sommeil, cauchemars fréquents chez les personnes très-grasses.

Elle était créole, et comme toutes les personnes de cette origine, elle aimait peu la viande, aussi en mangeait-elle rarement ; elle se nourrissait le plus souvent de légumes, de riz et de pâtes. Elle ne buvait presque que de l'eau, mais en très-grande quantité. *Elle avait un estomac excellent.*

Je l'amenai peu à peu à suivre mon régime alimentaire, en lui faisant d'abord diminuer la quantité des aliments farineux et légumineux, dont elle se nourrissait ; puis, je les fis supprimer en grande partie, ainsi que le thé du soir, la tasse du café au lait du matin, qui fut remplacée par une demi-tasse de café noir, dans laquelle elle trempait un biscuit. C'était l'époque du gibier, qu'elle n'aimait pas ; cependant elle mangea avec plaisir des mauviettes, des grives, etc., et de la viande de boucherie. Elle but beaucoup moins d'eau et un peu plus de vin. Elle arriva à ne prendre, chaque jour, que six à sept cents grammes de liquide pour boisson.

Au bout de quatre mois de traitement madame P... avait perdu cent livres de son poids et était délivrée en même temps de tous les accidents qui l'assiégeaient sans cesse.

—Mademoiselle X... est une des plus jolies actrices de Paris; cette précieuse qualité pour une comédienne, jointe au talent dont elle fait preuve, la met à même de paraître avec *succès sur nos premières scènes. Elle a 20* ans, elle est blonde, et d'un tempérament très-lymphatique.

Il y a deux ans, elle était déjà trop grosse pour les rôles qu'elle était appelée à remplir. Elle avait toujours eu jusque-là un certain embonpoint ; mais peu à peu il était arrivé à la rendre sans formes, en lui faisant perdre son air de jeune fille pour en faire une femme d'un certain âge. La graisse s'était principalement développée outre mesure aux seins et au ventre. On comprend de suite tous les inconvénients qui en résultaient pour elle. C'est alors qu'elle eut recours à mes conseils.

Mademoiselle X... n'aimait pas la viande, de tout temps elle en avait mangé le moins possible ; mais elle vivait en grande partie de légumes, de pâtes, de gâteaux, de mets sucrés, de bonbons. Sa boisson habituelle était l'eau pure ou coupée avec du vin de Champagne ; c'est de ce dernier vin qu'elle prenait quand il lui arrivait d'en boire sans mélange d'eau, et c'était de l'espèce qui se fait remarquer par sa qualité exquise. *Elle ne*

pouvait boire ni eau-de-vie, ni kirschen-
waser, ni autres liqueurs. Évidemment
j'avais affaire ici à une constitution forte en
apparence, mais dont les organes étaient
doués de peu d'énergie. Mademoiselle X...
désolée de se voir ainsi déformée avant le
temps et menacée de cesser sinon sa profession, du moins de n'être plus apte à remplir les rôles de jeune fille qui faisaient sa
spécialité, Mademoiselle X..., dis-je, était
résolue, pour sortir de cet état, à se soumettre à toutes les privations, à manger de ce
qu'elle n'aimait pas, à souffrir même, disait-
elle. Par sa constitution, elle rentrait beaucoup dans la catégorie appartenant à cette
demoiselle belge qui n'avait jamais mangé
de viande, et que j'ai traitée, avons-nous
vu, avec succès à Paris. Ce fut donc avec
précaution et en petite quantité d'abord, que
je fis prendre des aliments très-azotés à notre jeune actrice. Je lui fis boire du vin de
quinquina tous les matins. Deux mois suffi-
rent pour amener un amaigrissement général. *Son ventre était encore trop saillant,*

mais il y avait beaucoup moins de tissu adipeux sous-cutané. La saillie qu'il faisait tenait à l'ampleur de l'estomac et des intestins qui sont très-développés chez les personnes grasses comme chez les animaux gras. Ces organes ne se rétractent pas tout d'un coup, ce n'est que peu à peu, à la longue, qu'ils perdent de leur ampleur. La plupart des dames que j'ai traitées et que j'ai fait maigrir m'ont fait l'observation que la grosseur de leur ventre ne diminuait pas dans la proportion des autres parties du corps. Je leur disais : attendez, continuez à vous nourrir sous un petit volume, et votre gros ventre disparaîtra sûrement. C'est ce qui est arrivé à la jeune personne dont je parle. Ses seins avaient également perdu considérablement de leur grosseur. Et chose qui paraît de prime abord extraordinaire, ils se tenaient mieux qu'auparavant. Ils avaient été d'abord naturellement remarquables par leur forme et leur maintien. Mais peu à peu, par le poids de la graisse, s'y amassant sans cesse, ils étaient devenus tombants. Avec la perte de cette graisse, ils se relevèrent et reprirent leur position première. J'avais réservé ce cas de guérison pour le placer ici, parce que Mademoiselle X.... m'avait fait espérer que j'aurais pu y ajouter sa photographie qui décore toutes les vitrines des marchands d'estampes ; mais il en a été décidé autrement.

Revenons à notre sujet et disons que pour obtenir un aussi beau résultat, il est indispensable que la femme ait été douée primitivement de jolis seins. Celles qui de prime abord n'en avaient pas ou presque pas, ou qui n'en possédaient que de mal conformés, ne pourraient espérer qu'en faisant diminuer ceux gagnés en engraissant et devenus trop gros, elles en posséderaient de bien faits. La chose n'est pas possible; mais en général les dames qui ont de trop gros seins n'ont pas cette prétention, le seul désir qu'elles manifestent c'est d'être débarrassées de ces grosses mamelles qui les gênent, les rendent difformes, les empêchent de s'habiller convenablement et qu'elles sont obligés pendant le séjour au lit de tenir renfermées dans des brassières pour éviter les douleurs, les tiraillements que ces seins occasionneraient en tombant de côté et d'autre.

J'ai été appelé à délivrer des dames de leurs trop gros seins, alors qu'elles n'étaient d'ailleurs nullement trop grasses. Il arrive, avons-nous dit, que la graisse s'accumule ainsi d'une manière anormale sur un point unique de l'organisme. En général on obtient la disparition de ces difformités par le traitement anti-obésique ordinaire.

On a tenté de faire disparaître directement le tissu graisseux par des applications sur les endroits où la graisse s'est ainsi amassée extraordinairement, notamment aux seins. L'iode en pommade et à l'état liquide a été préconisé et souvent employé dans ce cas. C'est ce que je n'ai jamais fait. J'ai vu plusieurs fois l'iode ainsi employé en friction pour d'autres affections, occasionner des troubles dans la santé et de vrais empoisonnements qui doivent faire rejeter ce mode d'emploi. Le *Medical Times and Gazette*, 1864.

n° 488, cite un cas d'empoisonnement suivi de mort arrivé par l'usage de frictions de teinture d'iode sur des ganglions tuméfiés que portait un jeune homme à la région parotidienne.

Du reste, nous l'avons dit, si l'iode fait maigrir, donné à l'intérieur, ou en applications extérieures, c'est en apportant un trouble dans les fonctions digestives.

On a remarqué que les femmes des communautés religieuses n'avaient jamais de gros seins.

Plusieurs dames m'ont dit savoir que l'on faisait prendre aux jeunes filles qui entrent dans la vie monastique un breuvage qui fait tomber leurs seins quand ils sont très-gros. Voici ce que j'ai eu l'occasion d'apprendre à ce sujet.

Une demoiselle, âgée de 28 ans, qui a reçu de l'instruction, est venue me consulter pour diminuer son trop grand embonpoint, et spécialement pour amoindrir la grosseur de ses seins.

Elle m'a dit qu'elle avait une sœur qui, à

l'âge de 21 ans, avait une gorge également très-forte, se tenant naturellement si haut, qu'elle avait de la peine à s'habiller d'une manière décente. C'était d'autant plus contrariant pour elle, qu'elle se destinait à la vie monastique. Elle fit part de son embarras à une de ses amies, religieuse au couvent de..... Celle-ci lui dit qu'elle n'avait qu'à venir passer quinze jours avec elle dans sa communauté, et qu'on lui ferait diminuer ses seins.

La jeune personne fit part à ses parents de cette proposition qu'ils acceptèrent. Elle s'en alla donc à ce couvent. Dès le lendemain matin de son arrivée, et tous les jours suivants, on lui donna, à jeun, une tasse de tisane très-forte en couleur, chaude, et qui lui faisait l'effet du vin le plus fort.

Tout aussitôt elle perdit l'appétit qu'elle avait habituellement excellent. Elle ne put plus digérer que de la soupe, des œufs et en très-petite quantité, et ses digestions étaient toujours très-pénibles. Elle ne pouvait plus supporter un verre de vin coupé avec moitié d'eau, elle qui habituellement en buvait à ses repas plusieurs verres sans aucun mélange. Quand elle revint au domicile paternel, sa famille fut étonnée de ce changement.

Dans ces circonstances, ses seins diminuèrent à vue d'œil. Bientôt après elle entra dans un couvent où elle est depuis plusieurs années. Sa sœur, qui est allée la voir l'an dernier, m'a dit que son estomac ne s'était pas remis, qu'il était toujours aussi mauvais. Il s'accommodait seulement de bouillies et de potages.

Aussi cette cliente m'a-t-elle déclaré que lors même qu'elle connaîtrait la nature de la tisane donnée à sa sœur, elle n'en prendrait pas, après avoir été témoin des effets désastreux qu'elle a sur la santé.

Il est probable que la tisane prise dans cette circonstance était une décoction de rue et de sabine qui a, aux yeux de certaines femmes, la vertu de faire *couler les seins*, comme les enfants nouvellement conçus.

Ce qui me porte à faire cette supposition,

c'est que, après les poisons corrosifs, je ne
connais rien qui détruise plus vite, et pour
plus longtemps, les fonctions digestives,
que cette décoction de rue et de sabine.

Et aussitôt qu'il y a une maladie chronique de l'estomac, les seins perdent de leur
turgescence et diminuent de grosseur.

Il n'y a pas de gros seins chez une femme
qui a un mauvais estomac.

Les seins, si gros qu'ils soient, alors que
leur grosseur est due à l'accumulation du
tissu adipeux dans l'état normal, diminuent
sous l'influence et par l'effet de notre traitement anti-obésique. Pour cela, il ne faut
pas qu'il y ait dégénérescence.

Une demoiselle, âgée d'environ 25 ans,
d'une petite taille, vint me consulter dans le
courant du mois d'avril de l'année 1863. Elle
est danseuse et a assez de talent pour avoir
rempli des premiers rôles à l'Opéra. Ses
seins se sont tellement développés qu'elle a
perdu les formes exigées à l'Académie im-
périale de musique pour ce genre d'emploi.
Elle a donc été obligée d'exercer son art

sur différents théâtres de l'Europe où l'on est moins difficile qu'à Paris. Elle n'est point trop grasse d'ailleurs, elle est bien musclée. Mais quoique ses seins se touchassent au milieu de la poitrine, ils tenaient encore les bras en arrière, en les empêchant de se rapprocher du tronc. Ils étaient très-durs, la peau qui les recouvrait était considérablement tendue.

Pendant six semaines cette demoiselle suivit très-strictement, m'a-t-elle dit, mes prescriptions et ses seins ne diminuèrent aucunement. J'ai été porté à croire qu'il y avait ici dégénérescence. M. le professeur Cruveilhier rapporte avoir vu à Limoges une jeune fille de 18 ans, parfaitement bien constituée d'ailleurs, qui portait deux seins énormes; les chirurgiens Thibaut et Tuilier se décidèrent à les amputer. Pesés, après l'opération, ces seins étaient chacun du poids de dix livres. Ils étaient dégénérés en tissu fibreux lobulaire, mais moins dur que le tissu des corps fibreux de l'utérus.

J'ai eu l'occasion il y a fort peu de temps

de traiter une dame pour son trop grand embonpoint général, qui avait des seins également fort gros et très-durs. Je craignais qu'il n'y eût également dégénérescence, mais, sous l'influence du traitement général, ils revinrent à une grosseur normale.

C'est à ce seul mode de traitement que je me suis définitivement arrêté pour diminuer les seins trop gros. J'ai dans un temps employé des cataplasmes se rapprochant par leur composition de celui employé par les dames romaines et dont la terre de Lemnos fait la plus grande partie. J'ai vu quelquefois une diminution s'opérer par suite de cette application, mais elle n'avait pas toujours lieu, et lorsqu'elle arrivait, le résultat n'était pas aussi satisfaisant que celui obtenu par le traitement général. Les seins diminués par ce dernier moyen subit restaient longtemps ridés ; ce n'était que sous l'influence d'une alimentation tonique et en définitive par l'effet du régime anti-obésique continué qu'ils reprenaient un bon aspect.

—En l'année 1852, je traitai une dame d'H..... avec succès pour son trop grand embonpoint. Son mari, qui était alors capitaine au 2ᵉ régiment d'infanterie de ligne en garnison à Elbeuf, portait au derrière du cou un gros amas de graisse que l'habit militaire faisait ressortir d'une manière fort désagréable. Cette dame conseilla à son mari de suivre le même régime qu'elle dans l'espoir de voir diminuer le coussin de graisse qu'il avait à la nuque, ce qui arriva sans que M. d'H..... en maigrît beaucoup d'ailleurs.

Mais je le répète, pour qu'il en soit ainsi, pour que les amas de graisse localisés disparaissent il faut qu'il n'y ait pas dégénérescence. Les espèces de loupes appelées lipomes qui sont des productions anormales, résistent aux effets du traitement anti-obésique.

Les quelques observations de diminution d'un trop grand embonpoint général ou seulement développé sur une partie du corps, qui précèdent, sont bien faites pour confirmer

la certitude de notre théorie, des préceptes
que nous avons exposés et qui sont aptes à
faire obtenir ce résultat. Ainsi fondé, ce
système est vrai, et appliqué avec toutes les
indications et les précautions que nous
avons signalées, on est certain d'arriver à
faire diminuer un trop grand embonpoint,
et cela sans aucune exception. Quand je dis
sans aucune exception, peut-être devrais-je
faire une réserve pour certaines natures excessivement rares. Je m'empresse de le
dire : quand un homme gêné par son obésité, au point de demander à en être délivré, se présente devant vous avec des yeux
saillants et vifs, le front plus ou moins.
fuyant en arrière, et avec des mâchoires
dont l'inférieure s'avance d'une manière
notable, armées de fortes dents, vous pou-
vez sans crainte d'erreur le juger comme
mettant les plaisirs de la table au-dessus de
tout autre bonheur. Chez lui, la considéra-
tion, les joies de la famille sont classées
après la satisfaction de manger. J'ai donné
des soins à un homme ainsi malheureuse-

ment organisé avec lequel je m'entretenais longtemps dans l'espérance que j'arriverais à lui faire avouer la nature peu noble des sentiments que sa physionomie me faisait supposer en lui, je suis parvenu à mon but, et je ne m'étais pas trompé! De tels hommes se soumettent au régime anti-obésique le temps exactement nécessaire pour obtenir une petite diminution qui leur permet de respirer à leur aise et de ne pas souffrir, puis ils se laissent de nouveau aller à leurs appétits insatiables.

On ne diminuera jamais l'embonpoint d'un ivrogne.

Le succès est en général plus facile chez les hommes que chez les femmes à cause de l'organisation plus solide naturellement chez eux que chez ces dernières, dont le tissu cellulaire très-lâche laisse accumuler ordinairement la graisse dans ses mailles sans la plus petite résistance.

Les hommes persévèrent plus que les femmes dans les résolutions qu'ils prennent; ils ont, pour la plupart, des occupations sérieuses dans le courant du jour, qui les empêchent de songer, comme les femmes désœuvrées, à satisfaire les différents appétits de leur corps, qui sont le plus souvent défavorables au traitement.

Quand vous voyez chez une trop grosse femme une bouche fournie de lèvres bien développées et d'une couleur rosée, que cette bouche est le siége de mouvements presque continuels qui semblent demander à prendre quelque chose, cette femme est une gourmande, qui ne pourra jamais prendre sur elle de dompter les penchants qui la portent à manger ce qui lui fait plaisir. Elle ne se soumettra pas à un régime si facile qu'il soit, mais de quelque durée.

Elle aura beau vous le promettre, en vous exposant, avec le vrai sentiment de la conviction, qu'elle est très-malheureuse d'être déjà déformée, ainsi qu'on le voit, quoique toute jeune encore. Elle pleurera et se désolera au point de vous attendrir. Ne croyez pas à la persévérance *de ses promesses,* vous seriez trompé, comme elle se trompe elle-même en faisant ce serment.

Heureusement pour notre dignité, de tels exemples d'appétits insurmontables sont excessivement rares.

CHAPITRE V.

APERÇU DES MALADIES OCCASIONNÉES OU ENTRE-
TENUES PAR LE TROP GRAND EMBONPOINT.

Ainsi que je l'ai dit dans la préface de ce livre, les maladies occasionnées ou entretenues par le trop grand embonpoint feront le sujet d'un travail à part. Cependant je pense qu'il ne sera pas déplacé de donner ici un aperçu de ces dernières affections morbides afin de se prémunir contre la cause qui les produit ou les occasionne le plus souvent, lorsqu'on les rencontrera chez des personnes surchargées d'un trop grand embonpoint.

AFFECTIONS MORBIDES DE LA TÊTE.

Il y a fort peu de gens gros qui n'aient pas à se plaindre de la manière dont les fonctions de la vie se passent chez eux à la tête. Toutes les personnes obèses sont, ainsi que nous l'avons vu, en prise avec une som-

nolence continuelle qui constitue véritable-
ment un état pathologique, puisqu'il empêche le sujet qui en est atteint de jouir de
la plénitude de ses facultés morales et intellectuelles.

Cette somnolence, on ne peut le méconn-
aître, indique que le cerveau n'est pas libre
dans ses mouvements, et qu'il est soumis à
une compression de la nature de celles af-
fectant les enfants hydrocéphales qui sont
plongés également, la plus grande partie
du temps, dans la somnolence.

Malgré toutes les précautions prises par
la nature pour que le sang arrive sans violence au cerveau, malgré le réseau admira-
ble de Galien, la circulation artérielle s'y
fait d'une manière très-active ; d'un autre
côté, les différents sinus avec leurs brides,
par où passe le sang veineux, ne sont pas
favorablement disposés pour que ce liquide
abandonne facilement la tête en se déversant
dans les jugulaires ; on comprend alors qu'il
peut y avoir stase des fluides dans la cavité
crânienne sans un grand travail perturba-

teur. Une surabondance de graisse dans tout l'organisme, en gênant la circulation générale, doit agir sur les jugulaires et les empêcher d'admettre facilement le sang qui y arrive, et qui, par conséquent, engorge les sinus, les veines en provenant et le système capillaire, où la circulation artérielle dans ses dernières ramifications peut être contrariée. De là la congestion du cerveau et la somnolence.

Une preuve qu'une surabondance de graisse y gêne la circulation, c'est l'espèce d'éblouissement qu'éprouvent tout aussitôt les personnes grasses en se penchant la tête vers la terre. Le boulanger G..., dont nous avons rapporté l'observation, ne pouvait quitter un peu la position perpendiculaire sans ressentir un éblouissement qui l'effrayait. La simple compression que son chapeau exerçait autour de sa tête lui occasionnait le même accident.

J'ai vu un obèse, à Paris, rue Culture-Sainte-Catherine, qui, dans les quintes de toux qu'il avait, perdait pour un instant connaissance sans avoir de faiblesse, même étant debout. C'est pendant un de ces instants, n'ayant pas le sentiment de sa position, qu'il s'était fait une grave blessure au front contre un des montants de son lit. Les forts accès de toux font refluer le sang vers le cerveau, habituellement sans occasionner d'accidents ; chez cet homme ils donnaient lieu à une véritable congestion morbide.

La congestion du cerveau, ainsi occasionnée par la stase des fluides et qui produit la somnolence, peut être portée à un haut degré et pendant beaucoup plus longtemps qu'on ne le croirait de prime abord sans occasionner d'accidents mortels. Denys, tyran d'Héraclée, en prenant un énorme embonpoint, était tombé dans une somnolence si puissante, qu'on ne pouvait l'en faire sortir qu'en le piquant avec une aiguille, et il vécut ainsi longtemps. Les recueils regorgent d'exemples d'obèses ayant passé de longues années assis dans un fauteuil, plongés dans une espèce de demi-sommeil, C'est ordinairement une apoplexie séreuse qui vient mettre fin à cette triste existence.

—Beaucoup de grosses personnes sont atteintes de *céphalalgies* fréquentes, de migraines. Les femmes sur le retour de la vie y sont fort sujettes à cause de ce trop plein, de la surabondance de graisse et d'humeurs qui s'établit chez elles à cette époque.

On craint généralement pour les jours des hommes gros, parce qu'ils sont menacés d'attaques *d'apoplexie cérébrale* qui entraîne alors ordinairement la mort. Il est d'observation que peu d'hommes gros survivent à ce genre d'attaque, parce qu'il y a complication d'apoplexie séreuse ; tandis qu'une hémorrhagie cérébrale chez un homme sanguin peut être arrêtée dans ses effets destructeurs, par les secours de l'art, et par la bonne structure plus solide des tissus cérébraux. Les hommes maigres, le plus souvent, sont quittes de ces attaques d'apoplexie cérébrale, avec une hémiplégie, une paralysie d'un membre, affections qui finissent quelquefois par disparaître complétement. On peut affirmer que les gens gros que l'on voit paralysés ont engraissé depuis leur accident.

—Les grosses personnes transpirent considérablement, surtout lorsqu'elles font quelques mouvements, et c'est principalement à la tête que cette transpiration devient plus abondante et assez abondante pour être très-gênante et très-incommode. J'ai donné des soins à une dame très-grosse, très-blonde, jeune, dont les règles avaient disparu depuis deux ou trois ans. De cette époque, tous les mois, pendant trois ou quatre jours, elle suait du sang à la tête, dans les cheveux qui chez elle, durant ces trois jours, semblaient remplis de café en poudre. Et cette poudre n'était autre que le résultat de l'exsudation sanguine desséchée. Il eût été curieux de voir si l'amaigrissement survenant, les menstrues eussent reparu avec la cessation de cette hemorrhagie anormale périodique; mais la dame qui était ainsi affectée quitta Paris après quelques semaines de traitement sans qu'il fût survenu de changement dans son état. Je n'en ai plus entendu parler.

—Les rêves pénibles, les cauchemars viennent souvent troubler le sommeil des obèses. C'est une véritable maladie, *incube*, contre laquelle ils demandent des secours.

—J'ai vu un homme qui en perdant son trop grand embonpoint, recouvrit intégralement l'audition qu'il avait à peu près perdue au fur et à mesure qu'il avait engraissé.

—Une jeune personne portait un ozène depuis dix ans pour la guérison duquel elle avait employé beaucoup de remèdes tant internes qu'externes. Elle se soumit au régime anti-obésique pour diminuer son trop grand embonpoint, lequel disparut et en même temps la maladie de son nez, sans l'aide d'aucune autre médication que des injections, faites matin et soir, avec une solution très-étendue de perchlorure de fer.

Il est probable que la surdité dont je viens de parler, ainsi que cet ozène étaient entretenus principalement par une constitution lymphatique portée à l'excès qui a été corrigée par le régime anti-obésique et que la cause disparaissant l'effet a cessé.

AFFECTIONS MORBIDES DES ORGANES DE LA RESPI-
RATION.

Ce qui frappe de prime abord, en observant une personne surchargée de graisse,
c'est sa difficulté de respirer; c'est cette
dyspnée qui a servi avec tant de justesse aux
anciens auteurs à établir dans une forte corpulence la différence qu'il y a entre celle
provenant d'une pléthore musculaire, qui
est sans dyspnée, et celle due à la polysarcie
adipeuse, qui en est toujours accompagnée.

La dyspnée n'est qu'un symptôme qui a
toujours été considéré en général comme
morbide, et dont la gravité dépend de la
cause qui y donne lieu, et qui peut être de
natures très-diverses.

Dans l'obésité commençante, il y a une
dyspnée, une *respiration courte*, qui peut
exister sans qu'il y ait, à proprement parler,
encore de cause morbide. C'est le trop plein
général qui simplement gêne le jeu des poumons. Cet état, qui n'est pas encore selon

moi maladif, persiste plus ou moins longtemps et le plus souvent peu de temps; parce
que les poumons, ainsi gênés, se trouvent
prédisposés à être malades, sous l'influence
d'une cause ou d'une autre. Alors leurs ramifications bronchiques deviennent le siége
d'une légère irritation qui se fait reconnaître
par une simple toux, non douloureuse, mais
seulement incommode.

Cette toux, quoique très-ordinaire, a cela
de remarquable, que, malgré les moyens
employés habituellement contre les bronchites, elle persiste, et à un jour donné,
pour une cause quelconque, elle augmente,
elle devient quinteuse. Alors, si l'on examine
le bruit respiratoire, l'on y trouve des ano-
malies propres aux affections catarrhales.

Les recrudescences de ces bronchites
simples des gens gros occasionnent fréquemment d'autres accidents beaucoup plus
graves, tels que la pneunomie, la pleurésie,
l'œdème pulmonaire, etc.

Mais l'affection morbide, pectorale, la plus
commune chez les obèses, est celle désignée

ordinairement sous le nom de catarrhe, bronchite chronique, simple ou compliquée d'asthme, d'œdème, etc.

Les auteurs anciens ont admis une *dyspnée adipeuse, qui ne peut se guérir qu'en corrigeant le vice général du système* (1).

Baglivi a dit : « *Asthma frequentius invadit obœsos* » (2).

Ces catarrhes chroniques finissent, chez les obèses, par attirer vers les bronches une plus grande affluence des fluides qui donnent lieu à une bronchorrée, puis à des perturbations dans les différentes fonctions de la vie.

C'est ainsi qu'une jeune femme d'un grand embonpoint, *presque toujours enrhumée*, voit ses règles disparaître et être remplacées chez elle par une hémoptysie mensuelle.

—Au mois de juin de l'année 1852, je fus mandé par madame de M... pour lui donner des soins ; elle était âgée de 30 ans, blonde, d'une taille moyenne, pesant 190

(1) Cullen. *Éléments de médecine pratique.*
(2) Baglivi. *Opera omnia.*

livres, d'un tempérament lymphatique très-
prononcé. Elle avait la figure un peu colo-
rée, mais avec un fond de grande fraîcheur.
Elle pouvait à peine se tenir debout. Elle allait très-difficilement de sa chambre à son salon. Il y avait six ans qu'elle n'avait pu quitter son appartement, et toujours souffrant,
tantôt dans une partie du corps, tantôt dans
une autre. Cependant on l'avait traitée principalement pour des maladies de poitrine.
C'était, du reste, dans cet endroit, qu'était
alors tout son mal. Pour se guérir elle avait
d'abord demandé, pendant plusieurs années,
les secours des médecins qui, à Paris, se sont
fait une grande réputation pour traiter avec
succès les maladies de poitrine, puis elle
s'était adressée aux homœopathes, et n'ayant
obtenu ni des uns ni des autres aucune amé-
lioration à son état, elle ne croyait plus à la
possibilité de sa guérison; alors elle s'était
abandonnée à une somnambule qui était venue s'établir chez elle, et elle l'avait con-
gédiée après un certain temps, parce que sa

position, loin d'être meilleure, n'avait fait qu'empirer.

Quand je me rendis chez madame de M..., je la trouvai assise dans un fauteuil, contre le dos duquel elle ne pouvait se renverser sans éprouver de la suffocation. Elle ne respirait tranquillement qu'étant penchée en avant et ayant son coude gauche appuyé sur le genou correspondant. Les étouffements la prenaient si elle voulait, avec le coude droit, prendre également un point d'appui sur le genou droit (1).

(1) Cette seule position que madame de M... devait tenir pour pouvoir respirer paraîtra peut-être ici extraordinaire. Dans une observation d'un cas d'obésité, écrite par Dupuytren et que j'ai rapporté, l'on trouve le même phénomène morbide.

A l'occasion de cette position perpendiculaire que réclament, pour respirer, les malades atteints de dyspnée, je dirai que, dans le traitement des maladies chirurgicales, l'on tient grand compte de la situation plus ou moins déclive de la partie malade, et que l'on devrait user du même principe pour ce qui concerne les affections morbides internes, celle de la poitrine principalement; ne voit-on pas, dans les bronchites aiguës, dans celles

Elle passait les nuits dans son lit, assise sur son séant, encore ici soutenue par son coude gauche sur son genou gauche, sans pouvoir supporter le moindre appui contre son dos.

Mais ce coude gauche avait fini par s'irri-

qui ont la forme quinteuse catarrhale, les malades se mettre sur leur séant pour tousser plus facilement et supporter moins péniblement la quinte, et rester dans cette position jusqu'à ce que le calme soit bien rétabli, sentant que s'ils s'étendaient tout aussitôt, celle-ci reparaîtrait de nouveau? Cela indique que la station presque droite est plus favorable que l'horizontale, dans cette circonstance.

Le principe vital, dira-t-on, est là pour que chaque chose soit à sa place, les fluides comme les solides. C'est vrai jusqu'à un certain point; quoique les obèses n'aient point de lésion organique dans la poitrine qui y attirent les fluides, ils ne peuvent garder la position horizontale sans être atteints d'une dyspnée qui provient de l'afflux dans cette partie des fluides, obéissant aux lois de la pesanteur, malgré l'action du principe vital qui n'est pas assez puissant alors.

En ordonnant de se tenir presque assis dans leur lit, j'ai, par cette seule position, procuré du soulagement, du calme à des malades atteints de bronchites aiguës, de catarrhes, de pneumonies, et j'ai cru remarquer que la résolution de ces maladies était plus facile à obtenir dans cette position que dans l'horizontale.

ter en supportant aussi souvent presque tout
le poids du tronc. Il était devenu le siége
d'une plaie avec de grosses croûtes entretenues par la pression. Cependant, condam-
née, comme nous l'avons vu, à ce seul point
d'appui, madame de M... avait fait faire un
tampon rond avec un creux au milieu pour
loger la pointe de son coude qui y était
moins comprimée, la compression se faisant
alors autour de l'endroit malade.

Les fonctions digestives se faisaient bien.
La langue était d'une bonne couleur et très-
humide, quoique madame de M... fût presque constamment tourmentée par la soif.

Elle me montra des grumeaux blancs, jau-
nâtres, entourés de mucosités, et gros comme
des grains de vesce, au nombre de trois ou
quatre, retenus les uns aux autres en forme
de chapelet avec un filament mucilagineux
de la même couleur.

Je les comprimai entre mes doigts et, par
leur consistance et leur nature intérieure,
je jugeai qu'ils n'étaient composés que de
graisse concrète qui, à l'état fluide, avait

transsudé dans les bronches. Madame de
M..., comme les personnes qui l'entouraient,
pensait que ces grumeaux provenaient de
la substance du poumon qu'elle crachait
ainsi chaque jour. Madame de M... était
sans fièvre.

Elle portait, au-dessus et au-dessous des
deux clavicules, des cicatrices provenant de
moxas et de cautères qui y avaient été ap-
pliqués. Entre les seins sur le creux de
l'estomac, on remarquait les traces des
nombreuses sangues qui y avaient été ap-
pliquées.

La peau de toute la région postérieure de
la poitrine était chagrinée, maculée, résultat des applications d'emplâtres de poix de
Bourgogne et de frictions d'huile de croton
tiglium, de pommade stibiée qui y avaient
été faites.

Par la percussion et l'auscultation, je con-
statai que l'air pénétrait bien dans les deux
poumons, mais que dans les deux également
ment il y avait, vers leur base, du râle crépitant qui prenait la forme de râle muqueux

aux approches des grosses ramifications bronchiques.

Madame de M... était à peine réglée. Elle voyait chaque mois, pendant une heure ou deux, un peu d'eau rousse qui tachait son linge dans une petite étendue. Elle n'avait jamais craché le sang, mais aux époques critiques mensuelles ses accidents de poitrine redoublaient.

Je diagnostiquai une affection catarrhale produite peut-être, mais certainement entretenue par l'obésité.

Je fis cesser à cette dame l'usage de toute espèce de tisane et de sirop pectoral, et la soumis franchement au régime anti-obésique.

Au bout des huit premiers jours, il y eut un mieux sensible. Madame de M... pouvait, dans la journée, s'appuyer contre le dos de son fauteuil et la nuit, contre des oreillers placés en arrière d'elle. Elle marchait plus facilement.

Mais après un mois le résultat était beaucoup plus prononcé. J'allai pour lui faire une visite, un matin. Je fus, je l'avoue, étonné quand on me dit qu'elle était partie faire une promenade en voiture au bois de Boulogne, où elle avait une propriété, et que la veille, elle avait déjà fait cette même promenade, et qu'en descendant de voiture, elle n'avait eu besoin de personne pour sauter du marchepied sur le trottoir. Déjà elle pouvait se coucher dans une position plus horizontale, la nuit dans son lit, et le jour sur son canapé.

Et tous ces avantages lui arrivaient au fur et à mesure qu'elle perdait de son trop grand embonpoint.

A la fin du second mois de traitement, elle fit des visites à ses amies et à sa sœur, qui était venue habiter une maison située en face de la sienne et chez qui elle n'avait pu aller depuis six ans.

Elle avait toujours un peu de râle crépitant dans les poumons, mais elle ne toussait plus du tout.

Elle avait perdu alors 20 livres de son

poids. Elle était capable de faire une très-grande course à pied.

Après soixante jours de traitement, sa sœur donna une soirée pour fêter son rétablissement, elle y dansa beaucoup.

Quelque temps après, elle contracta une bronchite très-intense dans une promenade qu'elle fit le soir au bois de Boulogne, en voiture découverte. Je l'en délivrai très-facilement dans l'espace de six ou sept jours, et sa santé devint de plus en plus solide. Pendant plusieurs années je ne l'ai pas perdue de vue ; elle était toujours bien portante en suivant le régime alimentaire anti-obésique.

Pour obtenir ce résultat, la guérison d'une maladie qui avait résisté pendant plusieurs années aux médications les plus actives, je n'ai fait que priver Madame de M... de beaucoup boire, de manger beaucoup de légumes, et de la nourrir principalement de viande, de la mettre enfin dans une condition à ne pas faire beaucoup de graisse.

Je ne citerai que cette maladie des pour

mons. Et je me bornerai à dire, pour ce qui concerne les catarrhes chroniques des obèses, qu'ils disparaissent dans la majorité des cas avec le trop grand embonpoint. J'ai fait maigrir des personnes qui, étant grosses, toussaient fréquemment et avaient des rhumes de longue durée, et qui sont à l'abri de ces affections depuis qu'elles ont perdu leur surabondance de graisse.

Puisque je parle des organes de la respiration, je citerai ici un fait de guérison d'une haleine puante, que la diminution de l'embonpoint a fait disparaître. Je le rapporterai à cause de sa rareté.

L'haleine, cette petite colonne d'air presque insensible qui sort par la bouche ou le nez dans l'expiration, est généralement sans odeur. Certains aliments, des maladies des dents, de la bouche, du pharynx, de l'œsophage, de l'estomac, du nez, du larynx, des bronches et des poumons peuvent la modifier et la rendre désagréable et même infecte.

Mais, sans que l'haleine tienne de ces

caractères pathologiques, elle varie encore chez des personnes qui sont en bonne santé. Les petits enfants ont l'haleine fade, les femmes en couches nous donnent l'odeur du lait doux, et un certain nombre, quand elles ont leurs règles, nous l'indiquent par leur haleine qui rappelle l'odeur des menstrues.

J'ai remarqué que les femmes très-grosses, obèses, avaient l'haleine des enfants, fade, et quelquefois me rappelant l'odeur de la graisse. Cela dit, je rapporterai l'observation suivante.

— Une dame, âgée de 35 ans, mariée, blonde, d'un tempérament très-lymphatique, ayant eu un enfant, artiste dramatique, vint, dans le courant de l'année 1861, me consulter pour un embonpoint énorme qui la gênait considérablement. Elle suivit mon traitement pendant trois mois. Elle perdit beaucoup de son embonpoint, en quantité voulue pour qu'elle fût satisfaite. Lors de la visite qu'elle me fit en dernier lieu, elle me dit que je lui avais d'abord rendu un grand service en lui ayant donné de nouveau l'agilité et des formes qu'elle avait perdues, mais qu'elle avait retiré de mon traitement un autre bénéfice non moins important. Lorsqu'elle était devenue très-grosse, on lui avait fait remarquer, me dit-elle, que son haleine avait pris une odeur d'une puanteur extraordinaire; c'était celle des lieux d'aisances. Elle conservait constamment cette infirmité, excepté au moment où elle prenait ses repas. Je lui demandai si cette odeur ne rappelait pas plutôt celle des matières fécales; elle me répondit négativement. Il lui était arrivé de monter en voiture, après dîner, avec des amis pour aller au théâtre, et d'entendre dire à l'un d'eux: «C'est étonnant, on vide les lieux d'aisances de bonne heure aujourd'hui,» et elle de songer qu'elle était la source de l'infection. En perdant son grand embonpoint, elle avait vu disparaître cette infirmité, que rien n'avait pu guérir.

MALADIES DU CŒUR.

La masse de graisse qui se trouve dans la cavité abdominale chez les obèses, comprime assez le diaphragme et les organes pectoraux pour que ces derniers soient gênés dans leurs fonctions.

—Il faut admettre que cet amas du tissu adipeux qui adhère normalement au cœur, en prenant un développement trop considérable, puisse occasionner des accidents graves.

Corvisart a dit que le cœur, chez les gens trop gros et même chez des personnes douées d'un embonpoint modéré, peut se trouver opprimé et comme étouffé par l'énorme quantité de graisse dont il est enveloppé de toutes parts et particulièrement vers la base. Il rapporte que Kerckringius a vu dans le cadavre d'un enfant extrêmement gros, que le cœur paraissait y manquer tout à fait, tant était grande la quantité de graisse dont il était enveloppé. Cet enfant était mort suffoqué.

Il rappelle que Bonnet a vu, en ouvrant le corps d'un homme qui avait beaucoup d'embonpoint, mort subitement, le cœur et le péricarde enveloppés d'une énorme quantité de graisse.

Lieutaud, dans son *Anatomie pratique*, fait mention d'un homme, âgé de 50 ans, renommé pour son énorme embonpoint, dont la respiration se faisait difficilement. — Il périt subitement. On l'ouvrit, on trouva le cœur presque caché dans la graisse et très-dilaté. Le médiastin était distendu par une masse de matière adipeuse.

Un chirurgien anglais, le Dr Sansom, en faisant des recherches comment la mort a lieu quelquefois d'une manière inattendue pendant la chloroformisation, a eu l'occasion de faire 56 autopsies après la mort arrivée dans cette circonstance. Sur ces 56 personnes ainsi mortes, on a trouvé, sur une, le cœur surchargé de graisse à l'extérieur ; sur 18, dégénérescence graisseuse du cœur ; sur plusieurs, compression évidente du nerf phrénique.

Fort souvent c'est dans ces dispositions pathologiques qu'il faut chercher la cause de ces suffocations, de ces étouffements qui assiégent sans cesse les personnes surchargées de trop d'embonpoint.

On doit encore les attribuer à l'hypertrophie du cœur qui est si souvent entretenue et quelquefois occasionnée par cette surabondance de graisse dans l'organisme.

AFFECTIONS MORBIDES DES ORGANES ABDOMINAUX.

Nous avons dit que l'appareil digestif est toujours, chez les personnes trop grasses, dans un état de santé parfaite. Cependant on en voit qui se plaignent d'inappétence : peut-être ne mangent-elles pas autant qu'elles le désireraient. Cela tient à la grande quantité d'aliments aqueux et de boissons dont elles se regorgent. L'estomac alors est sans une grande énergie. Dans ce cas les digestions peuvent être longues et laborieuses, ce qui n'empêche pas l'entretien et même l'augmentation de l'embonpoint.

J'ai eu l'occasion de traiter une femme qui était dans ces conditions. Elle était veuve avec trois enfants, elle habitait à Paris, boulevard Beaumarchais. Depuis qu'elle était devenue grasse, ses digestions se faisaient avec une grande lenteur et péniblement. Elle dormait aussitôt après avoir mangé ; elle n'avait pas le courage de travailler et cependant elle était sans fortune.

Elle suivit très-régulièrement le traitement anti-obésique pendant un mois, et au bout de ce mois, elle avait perdu 15 livres de son poids. Elle se sentit alors capable d'entreprendre un commerce. Elle s'établit marchande de bouillon rue Montmartre, où elle servait elle-même les pratiques, pendant qu'une de ses jeunes filles tenait le comptoir.

Il y avait chez cette personne un trop plein, un état saburral entretenu par les légumes, les soupes et les boissons qu'elle prenait pour son alimentation, et on comprend que le

traitement anti-obésique ait été excellent
pour les faire disparaître et rétablir la santé
et l'énergie.

— Beaucoup de personnes surchargées
d'embonpoint m'ont dit qu'elles étaient sujettes à vomir souvent le matin, même tous les
matins, sans grands efforts ; les unes attri-
buaient leurs vomissements à une quinte de
toux ; d'autres aux eaux qui leur montaient
à la gorge, ou leur tournaient sur le cœur;
et toutes prétendaient ne rendre que des
glaires et rarement de la bile ; et elles
éprouvaient ensuite un véritable soulagement, un bien-être qui leur faisait désirer
l'arrivée de ce phénomène. On conçoit leur
soulagement ; c'était du trop plein qui s'en
allait ainsi. Mais dans ces glaires n'y avait-
il point de la graisse ? Je suis porté à le
croire.

Voici ce qu'a écrit F.-V. Merat. « Le 15
nivôse an XI, une femme d'environ 50 ans
mourut, à l'hôpital de la Charité, d'une hernie étranglée, le jour même de son arrivée.
J'en fis l'ouverture. Je ne fus pas peu surpris

de trouver l'estomac et une partie des intestins remplis d'un liquide dans lequel nageaient des morceaux nombreux et d'un volume différent, d'une matière grasse, d'un blanc jaunâtre. En ayant ramassé une quantité suffisante, j'en fis l'analyse au laboratoire de l'École de Médecine, en présence des aides de chimie, et nous reconnûmes tous cette substance pour être de l'adipocire. Il pouvait y en avoir en tout 4 à 5 onces » (1).

Le même auteur dit avoir rencontré dans les recueils un cas où l'adipocire existait également dans l'estomac, puisque le malade en vomit ; il est consigné dans le *Journal de Médecine* de Laroque.

Il rapporte le fait d'une fille, âgée de 25 ans, qui vomissait une matière blanche concrète qui se fondait à l'air.

Nous avons dit que la plupart des personnes obèses avaient deux garde-robes au moins chaque jour, et que les matières

______

(1) *Mémoire sur la formation de l'adipocire dans l'homme vivant*, inséré dans les *Mémoires de la Société médicale d'émulation*, t. VI ; 1805.

qu'elles rendaient avaient toujours peu de consistance. Ces garde-robes fréquentes peuvent arriver à constituer de véritables diarrhées que j'appelle adipeuses. Je les dénomme ainsi parce que les matières ainsi fréquemment rendues contiennent réellement plus d'éléments graisseux et de graisse concrète qu'on n'en trouve habituellement dans les résidus des personnes maigres. En l'année 1863, j'ai délivré une dame, au moyen du traitement anti-obésique, d'une diarrhée adipeuse, qui depuis cinq ans faisait sa désolation. J'ai rapporté en détail l'observation de cette guérison dans mon traité de l'obésité.

— Les maladies du foie sont très-communes chez les personnes très-grasses, et elles peuvent y exister longtemps avant d'apporter des troubles dans la santé, et quand ce fait arrive, l'amaigrissement commence et continue comme dans les oiseaux que l'on engraisse d'une manière spéciale pour en retirer un foie malade, plus gros et plus gras. On trouve des foies gras dans quelques bœufs parmi ceux que l'on tue aux abattoirs de Paris ; les tripiers les appellent des *foies jaunes*. Ils sont huileux, il s'en détache facilement des grumeleaux de graisse. Il est à remarquer que les bœufs qui présentent cette particularité morbide, proviennent de la Bretagne et des pays où l'on engraisse ces animaux à l'étable.

— Dans les dégénérescences graisseuses du foie, l'on sait que cet organe prend un très-grand développement, c'est alors qu'il arrive que les veines qui le traversent et l'avoisinent se trouvent comprimées. Le sang est, dans ces conditions, empêché dans son retour vers le cœur, et les membres inférieurs s'engorgent et s'infiltrent. Une grande masse de graisse dans les duplicatures de l'épiploon ou sous la peau du ventre, peut occasionner également l'infiltration, l'engorgement des jambes, ainsi que cela se remarque chez les femmes enceintes, à cause de la gêne que produit l'enfant dans la circulation abdominale.

— Les calculs biliaires qui sont en grande

partie formés de graisse, peuvent être entretenus, leur formation peut être favorisée par une surabondance de graisse dans l'organisme.

— Parmi les infirmités qu'occasionne très-souvent le trop grand embonpoint, il faut ranger la stérilité. C'est un fait constaté non-seulement dans l'espèce humaine, mais encore chez les femelles de tous les autres animaux.

En diminuant l'embonpoint l'on favorise la conception.

Parmi les nombreuses et excellentes règles tracées par Virgile dans les *Géorgiques*, concernant l'économie agricole, j'y lis les vers suivants :

Ipsa autem macie tenuant armenta volentes
Atque, ubi concubitus primos jam nota voluptas
Sollicitat, frondesque negant, et fontibus arcent (1)
Sæpe etiam cursu quatiunt, et sole fatigant
Cum graviter tunsis gemit area frugibus et cum

(1) Il est remarquable que Virgile rapporte que l'éloignement des fontaines, la privation des boissons entraient dans le régime propre à faire maigrir les chèvres.

Surgentem ad zephyrum paleæ jactantur inanes
Hoc faciunt, nimio ne luxu obtusior usus
Sit genitali arvo, et sulcos oblimet inertes;
Sed rapiat sitiens venerem, interiusque recondat.

Hippocrate, en parlant des Scythes, dit : « que leurs femmes sont mal *réglées*, l'écoulement menstruel est peu régulier, peu abondant, et séparé par de longs intervalles. Cela tient à l'excès d'embonpoint qu'elles possèdent.

« La preuve, ajoute-t-il, que c'est bien le trop grand embonpoint qui est la cause de la stérilité dont elles sont en général atteintes, c'est qu'aussitôt que leurs esclaves femelles qui sont maigres ont commerce avec un homme, elles deviennent enceintes » (1).

Diminuer l'embonpoint des femmes grasses et stériles, c'est donc les placer dans une condition favorable à la conception.

J'ai vu plusieurs cas qui viennent à l'appui de ce précepte.

(1) *OEuvres d'Hippocrate*, traduction de M. Littré, t. II, p. 77.

— Au mois d'août de l'année 1851, madame M..., artiste lyrique au théâtre de Perpignan, réclama mes soins pour son trop grand embonpoint. Elle était d'une petite taille et pesait 175 livres. Toutes les parties de son corps étaient démesurément grosses, elle avait le bas des jambes engorgé, elle était fort oppressée. Elle était menacée de quitter sa carrière de chanteuse, son seul moyen d'existence. Après deux mois de traitement, elle m'écrivit le 9 octobre, que ses jambes n'étaient plus enflées, que sa marche était plus légère et qu'elle n'avait plus d'oppression. Elle ne pouvait me préciser de combien elle avait maigri, parce qu'elle n'avait point eu l'occasion de se peser, mais qu'elle avait considérablement diminué, ce qu'elle avait constaté par son corset, qu'elle avait été obligée de faire rétrécir, et par ses robes, dont elle avait fait diminuer la largeur et la longueur.

L'année suivante, elle était engagée au théâtre de Lille, d'où elle m'écrivit : « Il se pourrait qu'après avoir perdu mon grand embonpoint, il me serait survenu quelque chose à quoi je ne songeais pas le moins du monde. Je me crois enceinte. » Le 13 octobre, elle me fit part de sa grossesse, qui datait alors de huit mois.

—En l'année 1861, au mois de juin, madame X..., fille d'un grand compositeur de musique, âgée de 22 ans, artiste lyrique, mariée depuis deux ans, vient me trouver pour diminuer son trop grand embonpoint. Elle a toujours été très-grosse, mais pendant un séjour de quinze mois à Constantinople, où elle a eu un engagement, elle engraissa beaucoup. Elle revint passer une saison à Florence, où elle perdit un peu de cet embonpoint, qui a augmenté depuis. Aujourd'hui elle pèse 240 livres; elle est grande, peu oppressée, mais ses seins et son ventre, démesurément développés, la gênent considérablement, et pour peu que l'embonpoint dont elle est surchargée augmente, elle sera obligée de quitter le théâtre.

Elle se mit à mon traitement anti-obésique, qu'elle suivit pendant deux mois à Meudon, qu'elle habitait alors, et qu'elle quitta pour aller prendre un engagement au théâtre de Bilbao (Espagne). Là, pendant un mois encore, elle suivit mes indications, mais elle fut obligée de les cesser au bout de ce mois. Elle avait perdu, pendant ces trois mois de traitement, 40 livres de graisse ; mais elle se trouva enceinte, et depuis elle a eu plusieurs grossesses.

L'embonpoint outré chez les hommes peut entraîner l'impuissance : 1° par une cause mécanique, c'est-à-dire que l'abdomen peut atteindre un développement assez grand pour empêcher un rapprochement avec la femme, surtout lorsque le tissu adipeux s'accumule d'une manière extraordinaire à la région du pubis, ainsi que nous en avons cité plusieurs exemples.

Il est rare qu'un médecin soit consulté par un homme d'un embonpoint normal, pour recouvrer une virilité perdue plus ou moins complétement. Tandis qu'il est assez commun que les hommes surchargés d'un embonpoint se plaignent d'un tel accident.

On a des exemples d'enfants atteints d'une obésité qu'ils ont conservée en avançant en âge et qui sont restés anaphrodites toute leur vie.

La force virile se perd au fur et à mesure que l'homme prend de l'embonpoint, et j'ai vu des hommes de 30 ans, obèses, affligés de cette infirmité.

Hippocrate et les savants voyageurs qui ont parlé des contrées où les anaphrodites sont en très-grand nombre, en ont attribué la cause à l'influence du climat. Cette influence est réelle, mais elle n'agit pas seule ici. Il est important de remarquer que ces mêmes habitants se nourrissent principalement de légumes, de riz et de fruits, et qu'ils boivent beaucoup d'eau; et c'est un genre de nourriture qui, comme nous l'avons vu, favorise le développement de la graisse.

L'impuissance est donc entretenue par l'humidité, par les liquides, par une alimentation végétale, qui produisent le trop grand embonpoint.

Nous avons donc l'indication pour la détruire, c'est en ordonnant le régime animal, le régime anti-obésique et en débarrassant le corps du tissu adipeux qui y est en trop grande adondance. Et cette indication j'ai eu souvent occasion de la mettre en pratique. Des hommes impuissants depuis plusieurs années ont recouvré la faculté d'être père en perdant leur trop grand embonpoint.

Mais ce qui ne manque jamais d'arriver, c'est qu'un homme, qui n'est pas vieux et que l'on a délivré seulement de 15 livres de graisse, vous dira toujours qu'il reste étonné du changement avantageux qui s'est opéré dans ses facultés viriles depuis qu'il a maigri.

—Je crois pouvoir avancer, sans craindre de me tromper, que toutes les femmes trop grasses sont affectées de flueurs blanches, de leucorrhée chronique. On sera disposé à le croire, quand on se rappellera que le tempérament lymphatique est toujours inhérent à la constitution où prédomine le système adipeux. Ces pertes blanches ont pour inconvénient le plus simple, de baigner sans cesse les cuisses de la femme, d'y occasionner des excoriations, de troubler les fonctions digestives, de décomposer les traits du visage. Elles peuvent produire des ulcérations des parties de la génération, des relâchements du vagin, des abaissements de l'utérus, et mettre quelquefois la femme, ainsi malade, dans le cas de communiquer des uréthrites à l'homme qui cohabiterait avec elle. Les moyens employés ordinairement pour combattre ces accidents ne sont jamais suivis d'un succès complet, à cause de l'obésité, de la surabondance de graisse qui produit le désordre.

— La plupart des grosses femmes se plaignent de tiraillements dans les flancs et les reins, de douleurs dans le bas-ventre, d'un poids sur le fondement. Plusieurs parmi ces femmes ont fait constater par leurs médecins qu'elles sont atteintes d'un engorgement de l'utérus ou d'un abaissement ou d'un déplacement de cet organe. Et tous ces accidents persistent et résistent aux moyens employés pour les faire disparaître, c'est que la cause provient de la masse de graisse qui est dans le ventre et trouble ainsi les rapports et les fonctions des organes qui s'y trouvent. Le moyen de les faire disparaître est donc de diminuer le trop grand embonpoint des femmes ainsi affectées.

—Le dérangement le plus fréquent qu'occasionne chez les femmes une surabondance de graisse, c'est l'aménorhée. Au fur et à mesure qu'une femme prend de l'embonpoint, la quantité de sang qu'elle perd chaque mois devient moindre pour enfin cesser à tout jamais.

Le sang menstruel chez les femmes très-grasses est généralement pauvre; c'est en grande partie pour cela qu'on voit quelques-unes de ces grosses femmes affectées d'hémorrhagies chroniques utérines qui résistent à tous les traitements ordinaires, et qui ne peuvent se guérir qu'au moyen du régime anti-obésique. Nous en avons rapporté plusieurs exemples dans un travail qui a été inséré dans la *Gazette des Hôpitaux*, du 23 juin 1866.

En modifiant ainsi la constitution trop lymphatique des personnes qui sont affectées d'écoulements sanguins ou séreux chroniques, on parvient à faire cesser ces désordres.

— *Les maladies de la peau* sont très-communes chez les grosses femmes qui ont pour le moins des érythèmes aux jointures des cuisses, aux aines, sous leurs gros seins et que rien ne peut guérir. Elles calment les douleurs qu'elles éprouvent avec de la poudre de riz. On conçoit que c'est ici le grand développement des seins et du ventre qui occasionne les accidents.

J'ai donné des soins à une jeune dame très-grosse sans être énorme. Elle venait suivre le régime anti-obésique dans l'espérance qu'elle pourrait par lui se délivrer d'un eczéma de la face qui faisait sa désolation depuis plusieurs années. Elle avait combattu cette maladie par toutes sortes de moyens de traitement. Un médecin de Paris lui avait conseillé l'usage d'une pommade escharrotique dont elle s'était recouverte la figure. Tout le mal disparut à la chute de cette pommade. Et le visage était net. Mais ce fut seulement pour quelques jours, car les boutons eczémateux reparurent en aussi grand nombre qu'auparavant.

C'est seulement après que cette dame eut perdu 15 livres de son embonpoint que je lui conseillai l'usage d'une pommade composée de cérat de Galien, d'un peu de calomel et de fleur de soufre. Après quinze jours de l'emploi de cette pommade les boutons avaient tous disparu, il ne restait que des taches rouges brunes que le temps seul a pu modifier.

Il faut se rappeler pour expliquer cette guérison que les maladies de la peau les plus rebelles s'observent sur les personnes d'une constitution lympathique qu'il faudrait modifier pour en obtenir la disparition.

—Sans cause rhumatismale ou goutteuse, rien que par l'excès du poids du corps, les obèses, les gens très-gros ressentent des douleurs aux lombes, aux articulations, principalement aux genoux et aux pieds.

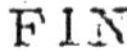

FIN

TABLE DES MATIÈRES

Paris. — A. Parent, imprimeur de la Faculté de Médecine, rue M.-le-Prince, 31.

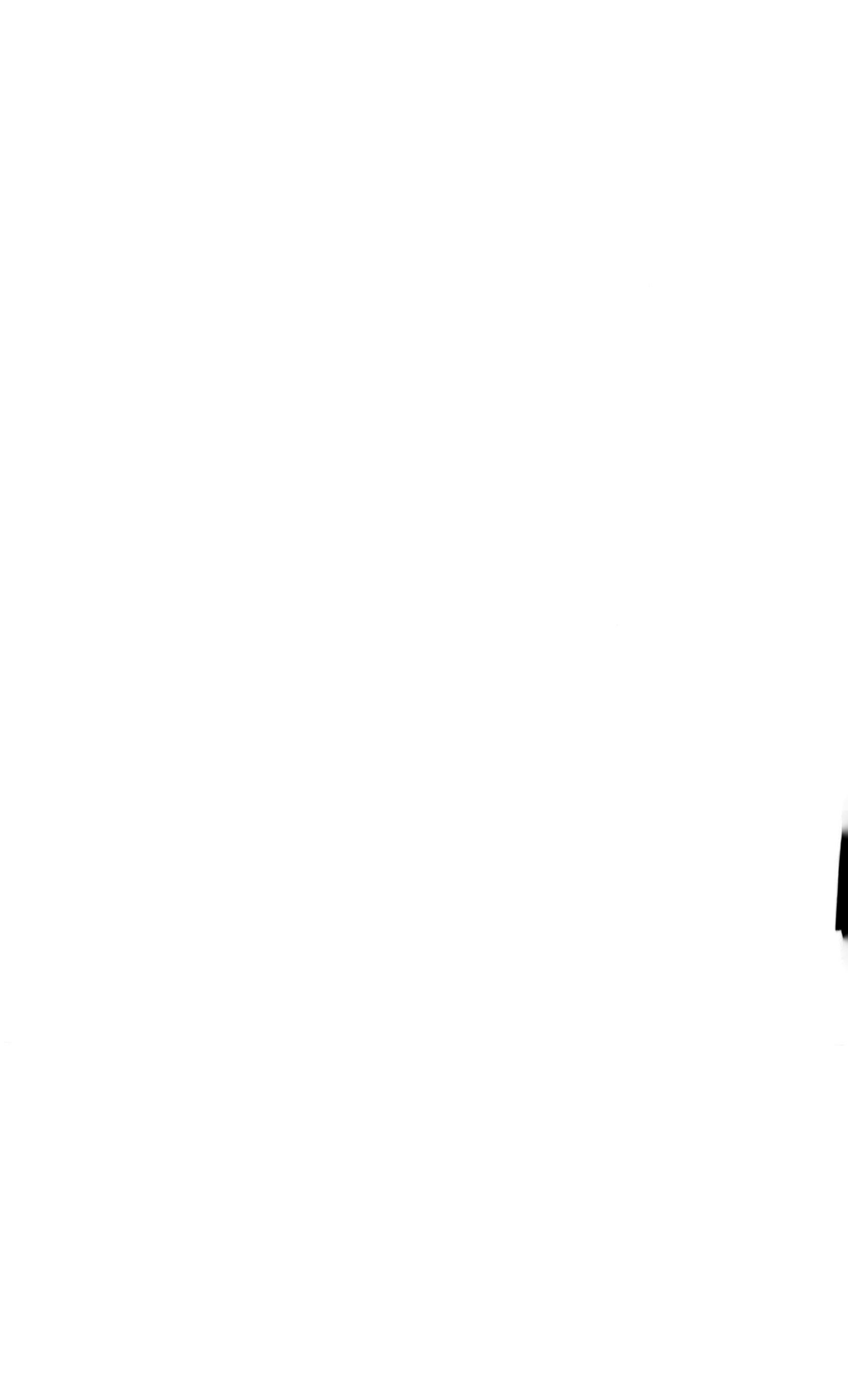